Médecine infantile

MANUEL DU MÉDECIN PRATICIEN

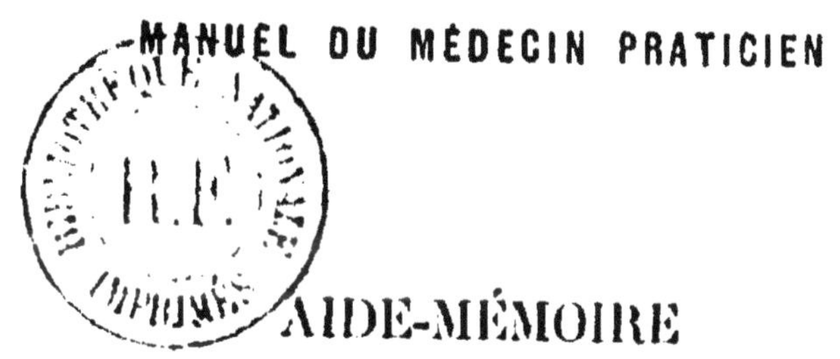

AIDE-MÉMOIRE

DE

MÉDECINE INFANTILE

MANUEL DU MÉDECIN PRATICIEN

64

AIDE-MÉMOIRE

DE

MÉDECINE INFANTILE

Par le Professeur Paul LEFERT

Avec figures dans le texte

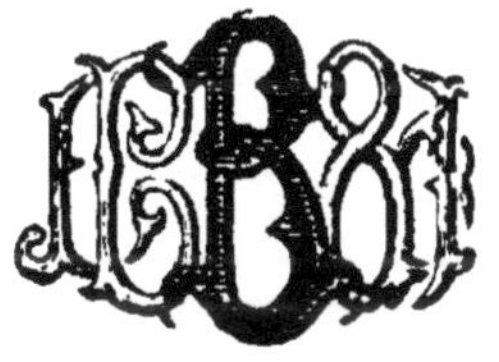

PARIS
LIBRAIRIE J.-B. BAILLIÈRE ET FILS
19, RUE HAUTEFEUILLE, PRÈS DU BOULEVARD SAINT-GERMAIN

1901

AIDE-MÉMOIRE

DE

MÉDECINE INFANTILE

PREMIÈRE PARTIE

PATHOLOGIE GÉNÉRALE

I. — AU MOMENT DE LA NAISSANCE

Le nouveau-né présente de nombreuses particularités, qui ne tardent pas à disparaître.

Sa *longueur* est de 50 cm.

Son *poids* est de 3.000 gr. Le poids *diminue* normalement les 2 ou 3 premiers jours; pendant cette période, en effet, l'enfant expulse du méconium et ne s'alimente guère. Le 10e jour, le poids de la naissance doit être atteint (fig. 1).

La *couleur*, dans les 2/3 des cas, est subictérique à partir du 2e jour.

Le *cordon* tombe le 4e ou le 5e jour.

Le *pouls* est de 130 à la minute.

La *température* est d'environ 38, au moment de la naissance, et revient rapidement à la normale.

La *peau* desquame au bout de quelques jours.

La tête du nouveau-né est couverte de *cheveux*, qui normalement ne tardent pas à tomber.

L'*urine* peut contenir des urates et de l'albumine sans mauvais pronostic.

Le nouveau-né expulse du *méconium* (μήκων, suc

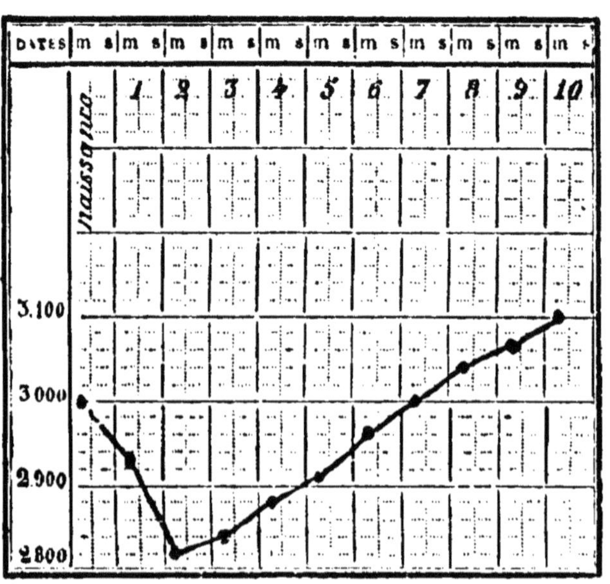

Fig. 1. — Le poids du nouveau-né.

de pavot) de couleur brune, et de consistance poisseuse. Cette expulsion dure 3 ou 4 jours. Le méconium est aseptique.

Le *sommeil* est presque continuel ; l'état de veille est annoncé par des cris.

Les *sens* sont peu éveillés, sauf celui du toucher ; la lumière et les sons lui sont indifférents.

Soins à donner. — L'enfant doit être *baigné* dans de l'eau tiède aussitôt la naissance.

Dans certains cas, il ne respire pas, et cet état

comporte un traitement particulier (voir *Asphyxie des nouveau-nés*).

Les *yeux* doivent être lavés à l'eau boriquée; et, dans les cas suspects, on doit même introduire entre les paupières plusieurs gouttes de nitrate d'argent à 2/100. L'ophtalmie peut toujours être évitée.

L'*alimentation* est à peu près nulle, pendant les deux premiers jours.

Elle ne doit commencer que quand la sécrétion lactée de la mère s'est effectuée. Si l'enfant crie trop, on peut lui donner quelques cuillerées de lait stérilisé étendu.

L'expulsion régulière et non retardée du méconium est l'indice que l'alimentation se fait régulièrement.

II. — POIDS

C'est surtout le poids du nourrisson qu'il importe de connaître; étant donné l'âge d'un enfant, on doit pouvoir dire quel poids il doit avoir.

Le poids initial est de 3.000 gr.

Dans les 3 premiers mois, chaque jour, l'augmentation est de 25 grammes; c'est-à-dire l'enfant doit peser à 1 mois 3 800 = 3.000 + 800
à 2 mois 4 500 = 3.800 + 700
à 3 mois 5.200 = 4.500 + 700

A un an, il pèse plus de 9.000 et augmente de 8 gr. seulement par jour.

Mais ce qu'il importe surtout de connaître, c'est la variation des poids; aussi, quand on le peut, faut-il *peser régulièrement* les enfants et établir une courbe de poids.

L'efficacité de cette mesure est prouvée par ce fait

que la plus légère indisposition (coryza) se traduit par un plateau stationnaire sur la courbe des poids.

Un *enfant débile*, pesant moins de 3.000 gr. à la naissance, doit augmenter plus rapidement qu'un enfant normal.

III. — APPAREIL DIGESTIF

CONSIDÉRATIONS ANATOMIQUES ET PHYSIOLOGIQUES — **Salive.** — Elle ne se montre qu'à partir de la fin du premier mois ; normalement le nourrisson bave beaucoup, surtout quand il est nourri au biberon.

Estomac. — Sa *capacité* passe de 40 cc. (naissance) à 450 cc. dans la seconde année.

Le *suc gastrique* est analogue à celui de l'adulte, mais plus riche en acides de fermentation (lactique).

La *digestion* se fait, chez le nourrisson, en une heure et demie au moins.

Même après cette date, il ne doit pas laisser percevoir de clapotement.

Exploration clinique par la palpation : l'estomac est entièrement caché par le foie jusqu'au 4e mois.

Intestin grêle. — *Chez le nourrisson*, le duodénum présente une forme annulaire.

La muqueuse ne possède pas de valvules conniventes.

La longueur totale est de 3 mètres (10 fois celle du corps) ; elle est allongée dans le cas de gros ventre, de dyspepsie (Marfan).

Gros intestin. — Le *cæcum* subit une migration ; il descend peu à peu pour occuper sa place définitive.

Les *côlons* sont plus mobiles qu'à l'âge adulte, ce qui explique la possibilité de l'invagination.

Pancréas. — Il ne commence à fonctionner que vers le 4° mois.

Foie. — Il fonctionne dès la naissance.

A ce moment, son poids est relativement énorme (1/20 du poids du corps); il contient le 1/4 de la totalité du sang.

Dans les premières années, le foie déborde les fausses côtes.

Rate. — Elle est relativement développée.

Le meilleur mode d'exploration est la palpation, qu'il faut pratiquer avec les deux mains, en se plaçant à côté de la tête du malade.

ALIMENTATION DU NOURRISSON. — **Allaitement au sein.** — De préférence, allaitement par la mère; sinon, allaitement mercenaire.

Choix de la nourrice. — Age de 20 à 30 ans. La sécrétion lactée ne doit pas dater de plus de six mois, c'est-à-dire que l'âge de l'enfant dernier-né de la nourrice ne doit pas être de plus de 6 mois à l'époque de la naissance de l'enfant à allaiter.

Dans tous les cas, on doit demander à voir l'enfant de la nourrice. Ayant pris soin d'éliminer la fraude, qui est très fréquente, on constate la bonne santé de l'enfant (pas de syphilis, pas de gros ventre).

Les seins doivent être rénitents, sillonnés de veines; le mamelon doit être d'une prise facile.

Hygiène de la nourrice. — Elle doit éviter la fatigue, bien manger.

La menstruation et la grossesse de la nourrice provoquent rarement des accidents chez les enfants allaités.

Les maladies aiguës ne sont une contre indication à l'allaitement que quand elles tarissent la sécrétion lactée.

Les médicaments courants qui peuvent passer dans le lait sont : l'alcool, le salicylate de soude, certains purgatifs (rhubarbe, purgatifs salins), les éléments du traitement antisyphilitique (iodure et mercure).

Technique de l'allaitement. — Les deux seins doivent être donnés alternativement et à des tétées différentes.

Après chaque tétée, laver le sein à l'eau boriquée; on évite ainsi les abcès.

La durée de la tétée est de 10 minutes; jamais plus d'un quart d'heure.

Quantité de lait. — Elle varie avec l'âge :

Deux premiers mois : 60 grammes par tétée;

Quatrième mois: 120 gr., c'est-à-dire le double;

Sixième mois : 150 grammes.

Pour les *enfants débiles*, il faut des règles spéciales. Soit un enfant de 2200 gr. ; on retranche uno, on a 220; on multiplie par 2, on a 440 qui est la quantité de la journée (Budin).

Accidents. — L'écueil de l'allaitement au sein, c'est l'insuffisance de l'alimentation.

L'*insuffisance* se traduit non pas par des troubles digestifs, mais par une augmentation de poids insuffisante, par des selles peu fréquentes, par des tétées prolongées, par des cris après les tétées et au contraire par une tranquillité exagérée dans leur intervalle (Budin) (1).

A cette insuffisance on supplée par l'*allaitement mixte*.

Espacement des tétées. — Quel que soit le mode

(1) Budin. *le Nourrisson*, 1900.

d'allaitement, il y a une règle générale impossible à transgresser sans altérer la santé de l'enfant : c'est la *régularité* des prises de lait. Un enfant, dans les premiers mois, met 1 heure et demie à digérer, et plus tard 2 heures. Lui donner une nouvelle quantité de lait avant cette période, c'est le mettre dans l'impossibilité de la digérer.

Dans les premiers mois : pendant le jour, une tétée toutes les 2 heures ou 6 tétées; pendant la nuit, 2 tétées; total 8.

Vers le 6e mois, réduire le nombre total à 6.

Si, dans l'intervalle des tétées, l'enfant crie, il faut le peser, pour voir s'il reçoit la quantité de lait réglementaire, et y suppléer si elle est insuffisante. *En aucun cas, il ne faut donner à téter plus souvent que toutes les deux heures.*

Si l'enfant dort à l'heure de la tétée, ne pas le réveiller.

L'alimentation de beaucoup préférable est l'allaitement maternel; ensuite l'allaitement mixte; en troisième lieu, l'allaitement artificiel.

Allaitement artificiel. — Le lait doit toujours être donné *stérilisé*, sauf les cas exceptionnels d'allaitement direct par des chèvres, ou de prise de lait après la traite, chez une vache reconnue saine par l'épreuve de la tuberculine.

Stérilisation. — Elle doit être faite immédiatement après la traite, ou tout au moins pratiquée aussitôt qu'on a reçu le lait de la journée. La disposition idéale, très facile à réaliser avec les stérilisateurs de Soxhlet, Gentile, Budin, etc., est la suivante ;

Aussitôt la réception, le lait est coupé d'eau simple, si on le juge nécessaire ; la quantité d'une tétée est mise dans une bouteille, et on garnit autant de bouteilles qu'il y aura de tétées.

Le tout est mis au bain-marie pendant une demi-heure.

Biberon. — Le meilleur est le plus simple (tétine qu'on peut retourner comme un gant pour la laver). De préférence, monter la tétine directement sur la bouteille stérilisée.

Proscrire rigoureusement les biberons à tube, qu'il est impossible de nettoyer.

Dans l'intervalle des tétées, la tétine doit être lavée au savon et mise à digérer dans l'eau boriquée.

Faut-il couper le lait ? — A partir de l'âge de trois mois, le lait doit toujours être donné pur.

Les uns (Budin, Variot) donnent le lait pur dès la naissance, sauf naturellement le cas de dyspepsie. Les autres (Comby, Sevestre, Legendre, Marfan, d'Espine) conseillent de l'étendre de moitié d'eau ou d'un tiers d'eau pendant un temps variable.

Quantité de lait. — La quantité de lait (après coupage) est analogue à celle de l'allaitement au sein. En somme, au maximum, un litre par jour vers un an.

Accidents. — Les écueils de l'alimentation artificielle sont l'infection (voir *Gastro-entérites*), mais surtout la suralimentation. Elle se reconnaît aux régurgitations, à la couleur blanche des selles, à l'agitation pendant le sommeil.

Alimentation dans des cas spéciaux. — Les enfants présentant une extrême débilité ne peuvent téter ; il faut alors, ou bien les faire boire à la cuiller après expression du sein, ou bien leur faire téter une téterelle bi-aspiratrice, ou bien leur introduire le lait avec une seringue dans les fosses nasales, ou bien les gaver avec une sonde urétrale n° 14, introduite par les narines.

Les enfants atteints de bec-de-lièvre ne peuvent être nourris qu'à la cuiller.

Sevrage. — A partir d'un certain moment, le nourrisson peut prendre une alimentation supplémentaire.

Quand. — Jamais avant le 8e mois; plus tard et attendre jusqu'à 13 mois, si l'enfant n'a pas encore de dents à 8 mois (voir *Dentition*).

Comment. — On donne à l'enfant des panades et des bouillies. En somme : lait, farineux et œufs.

La viande n'est permise que quand l'enfant possède toute sa première dentition (sauf la dent de 6 ans bien entendu), c'est-à-dire vers un an et demi ou deux ans.

Jamais d'alcool, ni de café.

Selles. -- Nous avons parlé (p. 6) du méconium.

Chez le nourrisson, les selles sont *jaune d'or* (œufs brouillés), à peine fétides.

Leur *nombre* est de 2 ou 3 par jour; les enfants alimentés au lait stérilisé sont normalement un peu constipés (voir *Constipation*).

Jamais les selles ne doivent contenir de grumeaux blancs (grumeaux de phosphate de caséine de Knoepfelmacher).

Leur *bactériologie* est complexe. Le coli-bacille s'y rencontre toujours ; il n'est virulent que dans les 3/10 des cas. La virulence du milieu intestinal est (Lesage) ou n'est pas (Haushalter et Spillmann) (1) en rapport avec les manifestations symptômatiques des gastro-entérites.

(1) Haushalter et Spillmann, *Congrès de 1900.*

Après le sevrage. — Les selles se teintent et deviennent fétides.

DENTITION. — **Dentition temporaire.** — Les premières dents sont les *incisives*, qui apparaissent de 6 à 12 mois ; à un an, un enfant doit posséder ses 4 incisives.

Les *premières prémolaires*, les *canines*, les *deuxièmes prémolaires* apparaissent de 10 mois à 2 ans.

La *dentition complète* peut être établie à un an et demi ; elle doit l'être à deux ans.

Les causes de retard de l'éruption des dents sont : le *rachitisme*, la syphilis, le crétinisme, l'idiotie.

Dentition permanente. — La *première molaire* apparaît de 6 à 7 ans. C'est une période critique, qui peut amener l'éclosion de stomatites.

Les *dents de lait* sont renouvelées de 6 à 12 ans.

La *deuxième molaire* apparaît à 12 ans.

La troisième molaire (*dent de sagesse*) apparaît vers 18 ans ; quand sa place est mal gardée, elle peut déterminer des accidents.

Accidents de la dentition. — Autrefois la dentition était regardée comme la cause d'un nombre infini de maladies par action réflexe (méningite, convulsions, bronchites, diarrhée, paralysie infantile, etc.).

On admet seulement aujourd'hui que la dentition détermine seulement de l'insomnie et prédispose à la gastro-entérite. Ce serait par ces intermédiaires qu'on pourrait expliquer les anciennes maladies de la dentition.

IV. — APPAREIL URINAIRE

Urine. — *Manière de la recueillir* chez l'enfant, qui n'urine pas volontairement :

Ou bien placer un tampon de coton hydrophile entre les cuisses de l'enfant et surveiller de temps en temps.

Ou bien, après une période qu'on a reconnue correspondre à l'intervalle des mictions, découvrir l'enfant : le froid de l'air provoque souvent l'excrétion de l'urine; on peut alors facilement la recueillir.

Quantité de l'urine. — Chez le nourrisson, en calculant le rapport du poids de l'urine au poids du corps, on trouve que l'excrétion est 5 fois supérieure à celle de l'adulte.

Chez l'*enfant*, cette quantité reste toujours plus abondante relativement.

Miction. — Chez le *nourrisson*, la miction, comme l'émission des matières fécales, est involontaire.

Elle doit devenir volontaire *à partir de un an.*

V. — APPAREIL CIRCULATOIRE

SANG. — La *densité* du sang est celle de l'adulte à la naissance; elle diminue brusquement ensuite et n'atteint le taux de l'adulte qu'à la puberté.

La *teneur en hémoglobine* suit exactement la même marche; elle est de 10 pour 100 à l'âge de 5 ans au lieu de 14 (adulte).

Eléments figurés. — Les hématies sont en nombre légèrement inférieur à la normale. Les limites de leurs dimensions sont moins étroites que chez l'adulte.

Enfin leur altérabilité est plus grande.

Les leucocytes sont plus nombreux que chez l'adulte (12.000 par millimètre cube); cette leucocytose porte surtout sur les lymphocytes et sur les éosinophiles.

Les hématoblastes sont en plus grand nombre.

Les érythrocytes (globules rouges nucléés) se rencontrent seulement à la naissance; ils reparaissent dans le sang avec la plus grande facilité sans que pour cela le pronostic soit aussi grave qu'il l'est chez l'adulte en pareille circonstance.

Pression artérielle. — Plus faible que celle de l'adulte.

Cœur. — *Nombre des pulsations* :

Première année :	130 à la minute.	
A 6 ans...	100	—
A 14 ans...	90	—

Le *trou de Botal* et le *canal artériel* ne s'oblitèrent complètement qu'au bout de 2 ou 3 semaines. Mais cette modification n'est pas appréciable, car, dès la naissance, ils n'ont plus de rôle effectif.

Pointe du cœur. — Pendant les 6 premières années, elle bat dans le 4e espace intercostal, et tout au début en dehors de la ligne mamelonnaire.

Percussion. — C'est un moyen d'examen plus facile que chez l'adulte.

Auscultation. — Le premier bruit est plus fort que chez l'adulte. Le 2e bruit n'a pas pour maximum la base, mais la pointe; sinon, c'est un état pathologique qui traduit l'hypertension pulmonaire.

Les *souffles extracardiaques* n'existent pas avant l'âge de 4 ans.

VI. — APPAREIL RESPIRATOIRE

L'examen du poumon est difficile chez l'enfant à cause de l'indocilité ordinaire.

La *palpation* donne peu de résultats, à cause de l'exiguité de la voix.

L'*auscultation* fait entendre principalement aux sommets un murmure vésiculaire plus fort que celui de l'adulte; c'est la respiration puérile, qui chez l'adulte indique la suppléance.

Au niveau du hile, du côté droit, la respiration bronchique est normalement plus forte, ce qu'il importe de connaître pour le diagnostic de l'adénopathie trachéo-bronchique.

La *percussion* doit être douce, à cause de la grande élasticité de la paroi, et aussi parce qu'elle effraie souvent les enfants. Aussi faut-il la pratiquer en dernier.

Quand la percussion est pratiquée avec force, les résultats qu'elle donne sont particulièrement trompeurs chez l'enfant.

VII. — SYSTÈME NERVEUX ET ANNEXES

Organes des sens. — Le *sens du tact* est très développé dès le début.

L'*audition* commence dans les premiers jours.

La *vue* est au début tout à fait rudimentaire; la lumière paraît être seulement perçue.

Vers la 4e semaine, la lumière détermine des mouvements oculaires.

Le *sens de la douleur* est, chez les enfants, nettement moins développé que chez l'adulte. C'est surtout la peur qui inspire leurs cris.

Marche. — Elle peut commencer à 10 mois; elle doit commencer au plus tard à 16 mois.

Intelligence. — Dans *le 2e mois*, l'enfant commence à rire, à regarder et à avoir des désirs.

A 6 mois, il reconnaît les objets et les personnes.

A un an, il a des mictions volontaires; il commence à ébaucher des mots.

De *2 à 3 ans*, il parle.

VIII. — EXAMEN CLINIQUE

L'*interrogatoire* d'un enfant avant 5 ou 7 ans, et très souvent après, est tout à fait inutile.

Les renseignements ne peuvent être donnés que par l'entourage, qui a entendu les appréciations spontanées de l'enfant.

Il est bon de s'enquérir, par principe :

1° Du mode d'alimentation du jeune âge (sein ou biberon ;

2° De la liste des affections contagieuses que l'enfant a déjà présentées.

L'*examen* somatique doit d'abord avoir pour base la persuasion et la douceur : on pose à l'enfant des questions qui l'amusent.

On doit commencer par les méthodes les moins désagréables (auscultation), pour terminer par celles qui déterminent la colère (percussion, examen de la gorge).

Il y a des moyens d'exploration qui doivent être *employés de parti pris :* l'examen de la peau, de la gorge, l'auscultation du cœur et du poumon.

IX. — THÉRAPEUTIQUE

Hygiène. — Dans beaucoup de cas, elle constitue la partie principale du traitement.

Les cavités de la face (oreille, nez, *bouche*) dont l'enfant néglige le nettoyage devront toujours être l'objet de soins particuliers et *spontanés*.

On arrive ainsi à *prévenir* des broncho-pneumonies, des gastro-entérites, des otites et des mastoïdites.

Agents thérapeutiques. — **Agents proscrits.** — Il faut avant tout connaître ceux qui sont *proscrits :*

L'opium et ses dérivés, qui provoquent le collapsus.

L'acide phénique, qui détermine des hématuries.

Le vésicatoire, qui martyrise, ne sert à rien et diminue la perméabilité du rein a. x toxines.

Les émissions sanguines doivent être très prudentes.

Agents particulièrement employés :

La balnéation, qui est facile à pratiquer,

L'enveloppement froid,

Les vomitifs.

Posologie. — On a proposé de nombreuses tables ; la plus célèbre est celle de Gaubius ; la plus simple est la suivante :

Nouveau-né	1/20
1 an	1/10
5 ans	1/4
10 ans	1/3
15 ans	1/2
20 ans	1

Certains médicaments sont remarquablement tolérés : les mercuriaux, le calomel surtout, l'antipyrine, l'arsenic.

Modes d'administration. — *a*) En cas d'intolérance absolue ou quand on veut spécialement *ménager l'estomac* :

L'injection hypodermique (nécessité absolue, car il importe de fractionner beaucoup les doses chez l'enfant).

Les suppositoires ;

Les frictions pour le mercure.

b) Dans les *cas ordinaires, la voie buccale* est employée.

Ne pas employer les pilules, ni les cachets.

Gargarismes le moins possible; les irrigations buccales, d'ailleurs beaucoup plus actives, sont toujours préférables.

Les potions doivent être formulées à petit volume.

Les poudres sont prises facilement dans une cuiller avec du lait.

Quand il est nécessaire d'introduire la substance par la bouche : on fait tenir l'enfant, on pince le nez et on appuie fortement sur la joue; dès que la bouche a été ouverte, elle ne peut plus se fermer à cause de la douleur provoquée par la morsure de la face buccale de la joue. Alors on introduit le médicament avec une cuiller qu'on porte jusqu'à la base de la langue.

X. — AUTOPSIE

Le costotome est inutile pour l'ouverture du thorax; il suffit de couper au bistouri les *cartilages costaux*.

Il faut toujours examiner les *ganglions trachéo-bronchiques*, qui pour la tuberculose sont à l'enfant ce que le poumon est à l'adulte.

DEUXIÈME PARTIE

PATHOLOGIE SPÉCIALE

I. — MORT APPARENTE DU NOUVEAU-NÉ

SYMPTÔMES. — **Asphyxie bleue.** — *Pendant l'accouchement*, le fœtus donne des signes de souffrance : le liquide amniotique est teinté de méconium, les bruits du cœur se modifient dans l'intervalle des contractions utérines, quelquefois il y a procidence du cordon.

Après la naissance, l'enfant est d'une couleur lie de vin, visible surtout à la bouche, à la langue, etc.

La poitrine est immobile, l'enfant *ne respire pas*.

Le *cordon ombilical* est animé de battements.

Le *cœur* bat irrégulièrement.

Quand on introduit le doigt dans la bouche, le *pharynx* se contracte; les autres réflexes sont ou non abolis.

La *tonicité musculaire* est conservée, ce qu'on reconnaît en essayant des mouvements de flexion des membres.

Asphyxie blanche. — La couleur est *pâle*, cireuse.

La respiration, les *réflexes*, la *tonicité musculaire* sont abolis.

Le cœur bat irrégulièrement.

c) **Asphyxie blanche,** avec cœur battant fortement et régulièrement. — Cette forme est toujours mortelle.

Terminaisons. — Ou bien la *mort* se produit; elle est annoncée par l'irrégularité extrême des contractions cardiaques, par l'abolition des réflexes, et de la tonicité musculaire;

Ou bien l'enfant *guérit*. Le cœur se remet à battre plus régulièrement.

Puis la respiration reparaît : ce sont d'abord des inspirations très violentes et uniques; puis c'est le retour graduel des mouvements et enfin le *cri*, qui indique la guérison.

Complications. — *Asphyxie bleue secondaire* quelques instants après la reprise de la respiration. Elle est causée par un bouchon muqueux dans la trachée.

Hémorragie précoce du cordon.

Hémorragie méningée, caractérisée par le coma et l'apparition de contractures.

Etiologie. — *Gêne circulatoire du fœtus* : procidence du cordon, exagération de la contraction utérine, accouchements lents, bouchon de mucus.

Ces troubles produisent surtout l'asphyxie bleue.

Traumatismes nerveux du cerveau (forceps et présentations du sommet), du bulbe par élongation de la moelle (présentation du siège avec tractions).

Anatomie pathologique. — Les *hémorragies méningées* se rencontrent dans le tiers des cas.

Pathogénie. — Les uns considèrent les deux formes comme les deux degrés d'un même état asphyxique.

Les autres font de la forme blanche une syncope résultant de traumatismes nerveux.

PRONOSTIC. — La mort est observée dans le tiers des cas.

TRAITEMENT. — **Asphyxie bleue.** — Ligature précoce du cordon.

Débarrasser la gorge des mucosités.

Placer l'enfant de façon que la tête soit déclive et pratiquer la *respiration artificielle*.

L'interrompre de temps en temps pour faire des *tractions rythmées* de la langue, des *flagellations* et des frictions à l'alcool.

Si ces manœuvres ne réussissent pas, placer l'enfant la tête en bas, pour chasser la mucosité et faire l'*insufflation* de bouche à bouche en pinçant le nez et en interposant un linge.

Certains auteurs préfèrent l'insufflation avec le *tube laryngien*. L'introduction se fait comme dans le tubage (voir *Croup, Tubage*), mais l'enfant doit être horizontal. On commence par aspirer les mucosités, on vide le tube, on le replace, puis on souffle avec la bouche.

Asphyxie blanche. — Ligature tardive du cordon, le reste du traitement est le même.

II. — ATHREPSIE

Le terme d'athrepsie a été créé par Parrot pour désigner un état de cachexie des nourrissons qu'il croyait une entité morbide et dans lequel il faisait entrer des états divers.

Actuellement, l'athrepsie est un état de cachexie progressive, consécutif à des gastro-entérites et atteignant des enfants de *moins de trois mois*.

ÉTIOLOGIE. — C'est celle de la dyspepsie chronique.

PATHOGÉNIE. — L'enfant affaibli par la dyspepsie chronique peut en quelque temps, et avec l'hygiène, recouvrer la santé.

Mais si l'auto-intoxication digestive continue, ou si à cela viennent s'ajouter d'autres causes de débilitation, l'organisme devient incapable de se réparer même avec une hygiène convenable, tous les parenchymes étant détruits; c'est la période d'athrepsie.

Des infections secondaires achèvent d'emporter l'enfant.

ANATOMIE PATHOLOGIQUE. — L'estomac est petit et présente des érosions hémorragiques; la muqueuse est plus ou moins atrophiée.

L'intestin est allongé. La rate est petite.

Le cerveau est stéatosé; souvent hémorrhagies sous-arachnoïdiennes.

Les reins sont dégénérés et renferment des infarctus uratiques dans les tubes de Bellini, quelquefois thrombose de la veine rénale.

SYMPTÔMES. — Parrot reconnaissait trois périodes:

Période gastro-intestinale. — C'est la dyspepsie chronique.

Période hématique. — Mêmes symptômes plus accentués; de plus, atteinte profonde de l'état général :

Amaigrissement, anorexie, disparition des urines, température irrégulière.

Période cachectique. — L'amaigrissement est intense : le facies est ridé et vieillot, les fontanelles se dépriment, les paupières ne sont jamais closes.

La bouche, toujours entr'ouverte, est rouge et couverte de muguet; quelquefois ulcérations palatines (Guyon), ptérygoïdiennes (Parrot).

Quelquefois les téguments sont raides, ont la consistance du suif figé, gardant l'empreinte du doigt (sclérème) et immobilisant les membres. Un érythème à tendance ulcéreuse débute aux fesses et envahit tout le corps ; des ulcérations sont fréquentes aux talons et aux malléoles.

Le pouls est ralenti, la température baisse.

Le petit malade *meurt* en hypothermie, soit avec des convulsions le plus souvent limitées aux yeux et à la face, soit dans le coma.

Complications. — Très fréquentes et mortelles :

Pemphigus, érysipèle, broncho-pneumonie.

Pronostic. — Désespéré aux 2 dernières périodes.

Diagnostic. — La *tuberculose* se reconnaît à la polymicroadénite en grains de plomb, à la boulimie, à l'augmentation de la rate, à la réaction fébrile aux injections de sérum.

La *syphilis heréditaire* se reconnaît à la couleur jaune maïs, au coryza, aux ulcérations des orifices, à l'alopécie.

Traitement. — Voir *Dyspepsie*.

III. — RACHITISME

Le rachitisme est un trouble de l'ossification spéciale au jeune âge et lié d'une façon presque constante à des troubles digestifs.

Etiologie. — C'est une maladie d'une *extrême fréquence*, principalement dans la *classe pauvre*. C'est ce que vont nous expliquer les causes suivantes.

L'*influence héréditaire* est importante, non pas l'hérédité directe, mais toutes les causes de débilitation (tuberculose, syphilis). C'est ce qui explique que Parrot en faisait l'apanage de la syphilis héréditaire. La syphilis avance seulement l'apparition du rachitisme.

Les *conditions de vie* ont beaucoup plus d'importance. Le rachitisme éclate beaucoup plus pendant les *temps* et dans les *climats humides*, dans les maisons mal *aérées* et mal ensoleillées.

Mais ce qui prime tout, c'est l'*alimentation*.

Les 9/10 des rachitiques sont élevés au *biberon*.

Chez ceux qui sont nourris au sein, il résulte du *sevrage précoce*.

Pathogénie. — Très contestée et manquant de bases. Ni l'apport insuffisant de chaux, ni l'excès d'élimination de chaux ne peuvent être invoqués, car c'est le contraire qui est vrai.

Deux théories cherchent à l'expliquer :

La *théorie infectieuse*, soutenue par Mircoli ;

La théorie de l'*auto-intoxication*, d'origine dyspeptique.

L'une et l'autre ont pour elles les *expériences* de Charrin et Gley produisant le rachitisme de petits animaux par injections de toxines à la mère.

Anatomie pathologique. — Les lésions osseuses ont pour maximum le point où le travail d'ossification est le plus actif.

Microscopiquement, l'épiphyse est rougeâtre, constituant le tissu spongoïde de Guérin.

Les cartilages de conjugaison sont augmentés d'épaisseur.

Au microscope : première période d'ostéite raréfiante.

Puis formation de tissu éburné, c'est-à-dire aboutissant à la calcification sans ossification.

Guérison par résorption de l'os éburné et son remplacement par l'os périostique et épiphysaire.

Symptômes. — Le rachitisme produit les déformations suivantes :

Crâne. — La tête est grosse, carrée ; les bosses frontales sont saillantes (front *olympien*).

Les *fontanelles* se soudent tard (après 20 mois).

Sur l'occipital, on sent des enfoncements grands comme des pièces de 1 franc (*craniotabes*).

Face. — Elle paraît petite, à cause de la saillie du front.

La voûte palatine est plus creuse et subit un rétrécissement au niveau du malaire (*voûte ogivale*).

Le maxillaire inférieur, de forme angulaire, rend le menton carré ; il est rentrant.

Dents. — Elles sont mal plantées, trop petites ou *chevauchent*.

Elles présentent des altérations : tantôt ponctuées, tantôt parcourues par des cannelures verticales ou horizontales.

Elles se carient facilement.

Thorax. — A l'union des côtes et des cartilages costaux, nodosités dont l'ensemble constitue le *chapelet rachitique*.

Les dernières côtes sont rejetées en dehors, d'où apparence d'enfoncements sus-jacents (embarrures).

Le sternum est projeté en avant, comme le bréchet des oiseaux.

L'ensemble constitue le *thorax en carène*.

Colonne vertébrale. — *Cyphose* dorsale inférieure, facilement réductible.

Bassin. — C'est le *bassin en entonnoir* : élargissement du détroit supérieur, et rétrécissement (léger) du détroit inférieur.

Quelquefois bassin en 8, avec exostoses, sacrum droit et annelé.

Membres. — Ils présentent des *nouures* au niveau des épiphyses (poignet, genou, malléoles).

Quelquefois *déviations*, soit par incurvation, soit par coudures.

Les plus fréquentes de ces incurvations sont :

Le *genu valgum* rachitique, bilatéral.

Le *tibia incurvé* d'avant en arrière.

L'*incurvation irrégulière* du fémur.

Évolution. — Le rachitisme se développe sur un terrain spécial, qui est celui de la **dyspepsie chronique** avec dilatation d'estomac :

La voracité est constante et contribue à entretenir la dyspepsie.

Après les prises de lait, il y a des vomissements alimentaires.

La constipation est habituelle ; de temps en temps il y a des débâcles diarrhéiques.

Les selles sont, en temps ordinaire, dures, moulées, blanchâtres et fétides.

Le *ventre est énorme*, rappelle celui d'un batracien ; en temps ordinaire, il est *flasque*, sauf dans les périodes de tympanisme.

A l'examen, on perçoit un *clapotement stomacal* aux environs de l'ombilic (aucune valeur quand il y a de la diarrhée, car ce peut être un clapotement colique).

Le *foie* est un peu gros.

La *rate* donne une matité appréciable qui tient tantôt à son abaissement, tantôt à son hypertrophie réelle (cas assez rare).

La peau présente des éruptions eczémateuses ; l'enfant est presque toujours couvert de *sueurs*.

Les chairs sont *flasques*, mais l'enfant n'est pas toujours maigre ; il peut même être obèse.

Le facies est *pâle ;* il y a hypoglobulie.

Début. — Au milieu de ce tableau clinique, le début du rachitisme est insidieux. Les symptômes révélateurs sont variables avec l'âge.

Vers 6 ou 8 mois. — C'est le craniotabes, le front olympien :

Avant un an. — L'éruption des dents est retardée ; la voûte palatine est creuse.

Après un an. — L'éruption des dents se fait d'une façon irrégulière.

Il y a un chapelet rachitique, des nouûres.

L'enfant ne marche pas.

Rachitisme tardif. — L'enfant qui marchait déjà cesse de marcher.

Ce symptôme est en quelque sorte providentiel; car si la marche a continué quelque temps, apparaissent les incurvations.

Outre cela, on constate les nouûres; le chapelet peut manquer.

Marche et terminaisons. — La *cachexie* par gastro-entérite chronique peut se produire.

Ordinairement la *guérison* est obtenue, mais à la longue, et les membres sont encore sujets aux incurvations (genu-valgum précoce).

Complications. — Enfin le rachitique peut être enlevé par des complications.

La *maladie de Barlow* est étudiée ailleurs (p. 31).

L'*anémie* peut devenir extrême. Elle s'accompagne quelquefois de *mégalosplénie* et peut verser dans l'*anémie pseudo-leucémique* caractérisée par la leucocytose.

Une *bronchopneumonie*, surtout quand elle est

secondaire à une rougeole ou une coqueluche, est d'une extrême gravité chez un rachitique.

Quelquefois l'enfant est emporté par des *convulsions;* parmi celles-ci la plus dangereuse est le *spasme de la glotte.*

La *tuberculose* osseuse, ganglionnaire ou généralisée, emporte un grand nombre de rachitiques.

Quoique guéri, l'enfant peut ultérieurement être atteint d'affections qui peuvent être considérées comme des *complications tardives* du rachitisme: *genu-valgum* de l'adolescence, *tarsalgie, scoliose.*

Les filles restent exposées à la *dystocie*, quand le bassin est vicié.

Enfin les rachitiques sont souvent des sujets de *petite taille.*

PRONOSTIC. — Le pronostic doit donc être réservé.

Néanmoins, dans la plupart des cas, le rachitisme, quand il est léger, est une affection bénigne.

DIAGNOSTIC. — Ce qui est difficile, c'est de dépister le rachitisme; on peut le faire par un examen du squelette.

En cas de marche tardive, on peut penser à la *luxation congénitale* de la hanche; on la reconnaît à l'absence de déformations rachitiques, à son évolution progressive vers la luxation.

La gibbosité rachitique peut être confondue avec un *mal de Pott;* mais il y a dans ce cas des douleurs, une impotence plus complète, des abcès par congestion.

La *syphilis héréditaire* peut déterminer un ensemble de stigmates dystrophiques, qu'il faut distinguer du rachitisme.

Le tibia syphilitique est non seulement incurvé en avant, mais augmenté d'épaisseur.

Le front olympien peut appartenir aux deux maladies.

Les déformations dentaires leur sont communes, mais la dent en hache est caractéristique de la syphilis.

Dans l'*hydrocéphalie*, il y a aussi retard de soudure des fontanelles, la tête est grosse, mais elle est arrondie. Enfin il y a des troubles oculaires.

TRAITEMENT. — Garder le repos *au lit*.

Bonne *hygiène alimentaire*. — Avant un an : revenir à l'alimentation lactée, et même prescrire l'alimentation maternelle, si l'enfant est très jeune.

Après le sevrage (qui doit être retardé) : laitages, œufs, purées de farineux. Pas de viande.

Médicaments. — Huile de foie de morue, phosphates (surtout solubles).

Hygiène générale.—Bains salés, aération, frictions stimulantes.

IV. – MALADIE DE BARLOW

SYNONYMIE. — *Scorbut infantile, rachitisme hémorragique, maladie de Möller*.

ETIOLOGIE. — C'est une maladie assez *rare*, qui a probablement fait son apparition dans ces dernières années.

Elle atteint des *nourrissons* de 8 à 14 mois, mais peut se rencontrer en dehors de ces limites.

Les *temps humides* favorisent son apparition.

C'est une maladie des *classes aisées*, et cela parce que l'affection atteint surtout des enfants élevés avec des conserves chères.

L'*alimentation* prime tout dans les causes de cette maladie. Elle n'atteint pas les enfants élevés au sein; ni d'autre part les enfants dont l'alimentation est très défectueuse (vin, pommes de terre, etc.). Ce qui la détermine c'est l'alimentation par les *conserves :* lait stérilisé, farines maltées, etc.

PATHOGÉNIE. — Tandis que, pour les uns, la maladie est liée d'une façon indissoluble au *rachitisme*, au contraire, pour les autres, c'est un *scorbut vulgaire* et le rachitisme concomitant tient à la mauvaise alimentation, mais il peut manquer dans quelques cas.

L'hypothèse de l'*infection* n'a encore reçu aucune preuve.

En somme, actuellement, on admet que c'est un scorbut qui présente des particularités symptomatiques à cause du travail juxta-épiphysaire intense qui se produit à cet âge.

SYMPTÔMES. — La maladie atteint des enfants jusque-là bien portants, ou bien des enfants en imminence de rachitisme (dyspeptiques).

Début. — Il est assez rapide et annoncé par la *pâleur* et par la *douleur :* l'enfant pousse des cris quand on le remue ou qu'on appuie sur ses épiphyses.

Période d'état. — Ce qui frappe, c'est l'attitude de l'enfant.

Il garde l'*immobilité*, comme atteint d'une sorte de pseudo-paralysie. Les membres inférieurs sont repliés.

Les os sont *tuméfiés*, aux extrémités surtout, mais aussi au niveau de la diaphyse.

Les membres supérieurs sont exceptionnellement atteints.

Dans les cas graves, il y a un *enfoncement du sternum* lié à la disjonction de l'articulation chondrocostale.

La *bouche* est le siège d'hémorragies, les gencives sont fongueuses. Aucune manifestation, s'il n'y a pas encore de dents.

D'autres *hémorragies* sont plus rares; on observe des épistaxis, du méléna, des ecchymoses cutanées et conjonctivales, des hématuries.

Quelquefois hématomes de l'orbite avec exophtalmie.

L'*état général* est mauvais; l'enfant est pâle et bouffi.

La *fièvre* est *modérée* et manque souvent.

Marche. — En cas de guérison, celle-ci se produit en quelques mois, avec ou sans l'intermédiaire du rachitisme confirmé.

Terminaisons. — La terminaison ordinaire est la *guérison*.

Quand la mort se produit, elle est rarement le fait de la cachexie ou des hémorragies, mais elle est causée par une complication pulmonaire (*bronchopneumonie*).

Pronostic. — Il est donc bénin. — La guérison peut se produire même avec des fractures des membres et des enfoncements du sternum.

Diagnostic. — Les tuméfactions des membres, rapprochées des hémorragies, forment un tableau caractéristique.

Le *rachitisme* détermine une impotence, mais non des douleurs, des tuméfactions épiphysaires, mais rien sur les diaphyses.

Le *rhumatisme* se reconnaît à la fièvre, aux complications cardiaques et ne détermine pas de stomatorragies.

L'*ostéomyélite* est plus localisée, plus fébrile et son évolution ne laisse aucun doute.

Traitement. — *Alimentation maternelle* le plus possible.

Quelques *légumes frais* (purée de pommes de terre).

Immobilisation au lit.

V. — ACHONDROPLASIE

C'est la maladie qu'on appelait *rachitisme fœtal* ou *congénital*, avant la description de Parrot.

Etiologie. — Très obscure encore ; on a seulement noté l'*influence héréditaire.*

Anatomie pathologique. — Outre les déformations générales décrites aux symptômes, on a noté le *retard* très prononcé de la soudure des épiphyses.

La maladie résulte d'un trouble des cartilages épyphysaires seuls; l'os périostique et les osà développement non cartilagineux (os du crâne) se développent normalement.

Le corps thyroïde a été trouvé normal.

Pathogénie. — On ne sait s'il s'agit d'une *distrophie de cause générale*, accidentelle en quelque sorte, ou d'une lésion congénitale, créée par une *disposition héréditaire.*

Symptômes. — On a décrit, au moment de la naissance, un plissement spécial de la peau au niveau des articulations.

Les déformations peu accentuées à ce moment vont suivre une marche progressive.

Ce qui frappe avant tout, chez un achondroplasique constitué, c'est la petite taille, *nanisme ;* le sujets ont de 90 cm. à 1 m. 20.

La *grosseur de la tête*, qui est même un peu plus développée que celle des sujets normaux, attire aussi l'attention. La face est normale; l'augmentation porte surtout sur le crâne, qui est globuleux comme celui des hydrocéphales.

Il existe une *disproportion* entre la longueur du tronc, qui est normale et celle des membres, qui sont plus courts. Le sujet est bas sur jambes; les mains descendent à la ceinture seulement.

Le dos est plat; il existe une *ensellure lombaire*, causée par un basculement du sacrum qui contribue à rétrécir le bassin.

Les mains sont carrées, larges; leurs doigts sont égaux.

Les membres sont souvent *déviés*; cette déviation porte sur l'épiphyse, la diaphyse restant rectiligne (genu-varum).

L'état mental est un peu inférieur à la moyenne. Les organes génitaux sont développés.

Pronostic. — La plupart des achondroplasiques succombent à la naissance; quelques-uns seulement arrivent à l'âge adulte.

Diagnostic. — La tête globuleuse de l'*hydrocéphalie* s'accompagne de troubles cérébraux et oculaires.

Le *nanisme rachitique* se distingue par la tête carrée, les incurvations des diaphyses, les déformations costales. Enfin il n'est pas congénital.

Le *nanisme des cryptorchides* se distingue facilement.

Le *crétin* possède une anomalie du corps thyroïde et un état d'idiotie. Sa peau est bouffie.

La *luxation congénitale de la hanche* a aussi pour elle la petite taille et l'ensellure lombaire, mais les membres supérieurs sont de longueur normale.

Traitement. — Le traitement thyroïdien a échoué.

VI. — CRÉTINISME

Étiologie. — Le crétinisme débute seulement vers l'âge de 4 ou 6 mois.

Causes prédisposantes. — Le séjour dans certaines régions, où le myxœdème est endémique; ce sont des régions montagneuses, où l'eau d'alimentation est stagnante.

Pathogénie. — Actuellement on considère le crétinisme comme le résultat d'un *myxœdème précoce*.

Cette origine thyroïdienne est prouvée par la coexistence constante d'altération thyroïdienne et par les cas de crétinisme sporadique développés dans des pays où il n'y a pas de goître endémique, chez des enfants dont la glande thyroïde fonctionne mal.

La cause prochaine du goître est probablement un agent infectieux encore mal déterminé.

Anatomie pathologique. — Le corps thyroïde est atteint de goître (3/4 des cas) ou atrophié.

Symptômes. — La tête, le cou et le ventre sont gros; les membres sont courts et grêles.

La peau est molle, infiltrée, surtout aux paupières, mais plus plissée que celle des myxœdémateux.

La peau est sèche, les cheveux rares, les ongles et les dents mal développés; les extrémités sont cyanosées.

La voix, toujours rudimentaire, a un timbre rauque.

L'état intellectuel est celui de l'idiot avec tous ses degrés; le sujet est apathique, rarement méchant, plutôt affectueux.

Le *corps thyroïde* est hypertrophié ou atrophié.

Terminaison. — Sauf exception, le crétin n'atteint pas l'âge adulte et meurt souvent d'épilepsie.

TRAITEMENT. — *Prophylactique.* — Dans les pays à goître, supprimer l'usage de l'eau de torrent, pour se servir d'eau de rivière.

Curatif. — Administration de corps thyroïde frais ou desséché, en lavement ou par la bouche.

VII. — DIABÈTES

Les diabètes sont des maladies caractérisées par de la polyurie accompagnée d'un état de dénutrition progressif.

Chez les enfants, on observe surtout le diabète insipide ou polyurie simple et le diabète sucré.

VIII. — DIABÈTE INSIPIDE

Il existe des variétés nombreuses, classifiées d'après l'élément de l'urine qui prédomine (phosphates, azote).

La plus fréquente des variétés est connue sous le nom de *polyurie essentielle*.

ÉTIOLOGIE. — C'est souvent une maladie *familiale*. Presque toujours, il s'agit d'enfants *dégénérés*, issus de neuro-arthritiques ou de tuberculeux.

Quelquefois, il y a une *cause déterminante* : infection ou traumatisme.

SYMPTÔMES. — La symptomatologie consiste uniquement dans la *polyurie* et dans la *polydypsie*, qui lui est parallèle.

L'analyse des urines ne montre pas d'excès dans l'élimination journalière des éléments, mais au contraire une légère *diminution*.

Les enfants sont malingres et chétifs, présentant des tares psychiques.

MARCHE. — L'affection débute assez brusquement ; installée, elle est chronique, incurable et compatible avec une longue vie ; à moins qu'une maladie intercurrente emporte le petit malade, ce qui arrive d'autant plus facilement qu'il s'agit d'enfants chétifs et hospitalisés.

PRONOSTIC. — Le pronostic est relativement bénin, surtout comparé à celui du diabète sucré.

DIAGNOSTIC. — S'appuie sur l'absence du sucre dans les urines.

Les *polyuries* des tumeurs cérébrales, de la cachexie amyloïde se reconnaissent facilement.

TRAITEMENT. — Hydrothérapie, toniques.

La polyurie est difficilement modérée (valériane, belladone).

Il faut seulement éviter la production de l'alcoolisme et se souvenir que ces sujets supportent les médicaments à fortes doses.

IX. — DIABÈTE SUCRÉ

ÉTIOLOGIE. — C'est une affection rare, mais importante à connaître, à cause du pronostic grave qui s'y attache.

La maladie atteint également les deux sexes.

Les *causes prédisposantes* se résument dans l'hérédité ; on retrouve presque toujours chez les parents le neuro-arthritisme, ou même le diabète.

Quelquefois il y a des *causes déterminantes*, et en particulier un traumatisme à l'origine de la maladie.

SYMPTÔMES. — **Début**. — Ordinairement insidieux ; le symptôme qui attire l'attention est la polyurie.

Période d'état. — Il y a de la *polyurie*, qui, souvent, est qualifiée au début d'incontinence d'urine.

Les urines contiennent du *sucre* en quantité variable, en général plus que chez l'adulte pour la même quantité d'urine.

La *polydypsie* suit une marche parallèle.

Le *polyphagie* est un symptôme rare.

Aussi la *dénutrition* s'accentue-t-elle rapidement; les enfants sont pâles et maigres.

La *bouche* est sèche, les gencives, fongueuses, laissent les dents se déchausser.

Le ventre est gros et la constipation habituelle.

La *peau* s'excorie et s'infecte facilement.

Marche. — La marche est rapide et n'est comparable qu'à celle du diabète maigre de l'adulte.

Elle l'est d'autant plus que l'enfant est plus jeune.

La durée moyenne est de dix mois.

TERMINAISON. — La mort est la terminaison ordinaire.

L'enfant est enlevé par une *tuberculose pulmonaire*, ce qui est rare, ou plus rapidement encore par une *broncho-pneumonie*, quelquefois avec gangrène pulmonaire.

Enfin, dans la plupart des cas, c'est le *coma* qui est l'accident terminal : somnolence progressive, hypothermie, odeur de pommes de l'haleine, réaction de Gerhardt dans l'urine, finalement respiration de Kussmaul.

PRONOSTIC. — Le pronostic est donc très grave, et d'autant plus que le sujet est plus jeune.

Cependant il faut établir une distinction entre les *diabètes permanents* à glycosurie abondante et les *diabètes réductibles*, dont le glycosurie peut disparaître sous l'influence du régime d'épreuve ; ceux-ci peuvent guérir.

Diagnostic. — S'appuie sur la constatation de sucre dans les urines.

Traitement. — Restreindre le plus possible les féculents et les *aliments sucrés*.

Alcalins et surtout bi-carbonate de soude.

Toniques : huile de foie de morue, arsenic, phosphates.

En cas de *coma*, injections de sérum, et plus particulièrement de sérum alcalin.

X. — TUMEURS MALIGNES

Une tumeur maligne est une tumeur capable de récidive après extirpation, d'envahissement ganglionnaire ou de généralisation.

Anatomie pathologique. — Les cancers épithéliaux (carcinome, épithéliomes) n'existent pour ainsi dire pas chez l'enfant. Les tumeurs sont du *groupe vasculo-connectif*.

Le *papillome* de la vessie a montré dans quelques cas des tendances malignes.

L'*enchondrome* ou plutôt le chondrome (testicule) a quelquefois été suivi de généralisation.

Le *lymphadénome* est moins rare, il siège ordinairement dans les ganglions du cou, le thymus, l'intestin, le testicule. Il peut s'accompagner ou non de leucémie.

La tumeur maligne de beaucoup la plus fréquente est le *sarcome*. On rencontre toutes les formes : à myéloplaxes, fuso-cellulaire, globo-cellulaire, télangiectasique, mélanique, mais principalement les plus malignes.

Siège. — L'origine du sarcome est le plus souvent *osseuse :* le pied, la cuisse, le maxillaire supérieur ont été atteints.

Le *rein* vient ensuite par ordre de fréquence parmi les organes atteints.

Les sarcomes de la *choroïde* (sarcome mélanique), du *testicule* viennent ensuite.

ÉTIOLOGIE. — Les trois dernières sortes de tumeurs appartiennent au *jeune âge*, le plus souvent à la première année. Le sarcome des membres, au contraire, est une maladie de l'adolescence.

Causes prédisposantes tout à fait inconnues; l'hérédité ou le caractère familial ont été notés dans quelques cas, mais exceptionnellement.

Le traumatisme a été invoqué (dystocie, ectopie inguinale pour le testicule).

SYMPTÔMES. — Ce sont les symptômes de toutes ces tumeurs; les ganglions ne sont atteints que très tardivement.

Chez l'enfant, l'état général peut rester longtemps satisfaisant avec une tumeur volumineuse ou généralisée.

Après extirpation, la récidive a lieu rarement sur place ou dans les ganglions; ordinairement c'est une généralisation qui emporte le malade; c'est le *poumon* qui est l'organe atteint.

MARCHE. — Extraordinairement rapide.

TRAITEMENT. — Comme la tumeur est en généra facile à enlever, sauf difficultés tenant à son volume, il n'y a aucune raison pour ne pas faire bénéficier l'enfant des quelques chances de guérison que donne l'*extirpation*.

XI. — ANÉMIES

On donne le nom d'anémies à toutes les affections qui s'accompagnent d'une diminution de la richesse du sang en globules et en hémoglobine.

On observe des **anémies symptomatiques** de *la tuberculose, de la syphilis, des fièvres éruptives, du rachitisme, des vers intestinaux, du rhumatisme.*

Certaines anémies peuvent, jusqu'à plus ample informé, être qualifiées d'**anémies primitives**. Les principales sont la *leucémie* et l'*adénie*, qui ne sont pas spéciales à l'enfance, la *chlorose*, qui est spéciale à la puberté, l'*anémie pseudo-leucémique des nourrissons*.

Enfin l'une quelconque de ces anémies, primitives ou symptomatiques, lorsqu'elle arrive à un degré intense, et lorsque le terrain est préparé ou prédisposé, peut continuer à évoluer d'une façon irréparable en un syndrome spécial, qui est l'*anémie pernicieuse progressive.*

XII. — ANÉMIE PSEUDO-LEUCÉMIQUE

Décrite par Von Jaksch en 1889.

Étiologie. — C'est une affection des *deux premières annés*.

Les *filles* sont plus souvent atteintes (2/3 des cas).

Le *rachitisme* est presque constant, mais il peut exister d'autres anémies, moins graves, au cours du rachitisme.

Toute cause de *débilitation* (gastro-entérite, rougeole) peut agir dans le même sens.

Anatomie pathologique. — Le foie, la rate, la moelle osseuse sont le siège d'une activité exagérée et contiennent de *grandes cellules à noyaux polymorphes*.

Symptômes. — Les *téguments* sont décolorés ; mais l'embonpoint persiste.

La *rate* est énorme et peut atteindre la crête iliaque.

Le *foie* est un peu augmenté de volume.

La *température* est normale; quelquefois elle est fébrile en l'absence de complication.

L'*examen du sang* montre : diminution de l'hémoglobine, présence de globules rouges à noyaux (quelquefois en voie de division), diminution des hématies, leucocytose (vers 50.000).

L'*affaiblissement* est extrême, l'enfant garde l'immobilité.

Marche. — La terminaison ordinaire est la *mort* qui survient en quelques mois; c'est une gastro-entérite ou une broncho-pneumonie qui emporte le petit malade.

On a cité quelques cas de guérison.

Quelquefois la *leucémie* termine la scène.

Pronostic. — L'apparition de mégalosplénie, au cours d'une anémie infantile, est d'un pronostic grave, plus encore la leucocytose extrême.

La constatation de cellules rouges n'a pas grande importance.

Diagnostic. — Le syndrome est donc constitué par l'anémie; la leucocytose modérée est la mégalosplénie.

L'*anémie rachitique* peut s'accompagner de mégalosplénie; il n'y a pas de leucocytose.

Néanmoins la transformation est possible.

L'*anémie pernicieuse progressive* ne s'accompagne pas de mégalosplénie ni de leucocytose.

Dans la *leucémie* avec ou sans adénie, le rapport du nombre des leucocytes à celui des hématies est de plus de 1/50. C'est le seul caractère différentiel.

La *tuberculose* s'accompagne d'amaigrissement.

La *syphilis* a des symptômes propres, qui la font facilement reconnaître (éruptions, fissures autour des orifices, coryza).

Traitement. — *Toniques :* fer, arsenic.

Indication causale : mercure, en cas de syphilis.

Opothérapie : moelle osseuse (10 à 30 gr. par our).

XIII. — CHLOROSE

La chlorose est l'anémie essentielle des jeunes sujets.

Étiologie. — Elle atteint ordinairement les *filles*, néanmoins un tableau clinique analogue peut se rencontrer chez des garçons.

La chlorose n'atteint que des *prédisposés*.

Il est presque constant qu'on retrouve la *tuberculose* parmi les antécédents des parents. Dans le cas contraire, il s'agit toujours de parents neuro-arthritiques.

On a noté l'hérédité similaire.

Chez ces prédisposés, la chlorose peut se développer sous l'influence de *causes déterminantes*.

Des *maladies fébriles*, le *surmenage* et le travail précoce, l'établissement de la *menstruation*.

Anatomie pathologique. — On trouve des dégénérescences de divers organes.

La lésion la plus constante est l'*aplasie artérielle*, dont la principale manifestation est la petitesse de l'aorte et de la radiale.

Pathogénie. — La chlorose est une maladie d'évolution, c'est-à-dire une maladie dont les causes sont préexistantes, mais restent longtemps latentes jusqu'au jour où des causes déterminantes, même insignifiantes, en amènent l'éclosion. Quelle est cette cause latente?

Pour les uns, c'est une malformation anatomique qui est en cause, l'*aplasie artérielle* (Virchow).

Pour d'autres, c'est une variation totale de la physiologie : les parents ont « légué à leurs enfants un *capital vital insuffisant* » (Hanot).

Pour d'autres l'*auto-intoxication* d'origine ovarienne, ou digestive, ou thyroïdienne.

SYMPTÔMES. — Le tableau clinique de la chlorose est caractéristique.

Les *téguments* sont pâles et en même temps jaune verdâtre. On apprécie cette nuance à la face, dont les pommettes peuvent être plus ou moins colorées, aux conjonctives palpébrales, aux gencives et aux lèvres.

L'*asthénie* est parallèle au degré d'anémie, les malades ressentent une fatigue et un besoin de repos invincibles; tout travail de force devient impossible et détermine de l'*essoufflement* et des *palpitations*.

Le cœur bat normalement. On y perçoit des *souffles* dits *anémiques*, qui ont pour caractères : d'être variables d'un moment à l'autre, variables avec la position (s'atténuant quand on fait asseoir le malade), de ne pas être absolument synchrones des révolutions cardiaques, de ne pas siéger exactement aux points d'auscultation.

Le plus fréquent est le souffle mésosystolique, siégeant vers l'orifice pulmonaire.

L'auscultation au stéthoscope des veines du cou fait entendre un bruit continu à renforcement systolique, musical.

Les *règles* sont en général diminuées. Quelques cas de chlorose ménorragique.

Le *tube digestif* est toujours atteint. L'appétit est capricieux, ordinairement diminué. Les digestions sont lentes, s'accompagnent de ballonnement, de pyrosis, de douleurs. Il y a hyperpepsie et surtout hyperesthésie gastrique.

La constipation est ordinaire.

La rate peut être augmentée de volume.

Les *urines* sont abondantes et pâles.

Les malades sont *impressionnables* et présentent souvent les stigmates hystériques.

Les *névralgies*, principalement frontales et intercostales, sont constantes.

L'*examen du sang* montre que les globules rouges sont diminués de nombre, que leur teneur en hémoglobine est faible.

Marche. — Le *début* de la chlorose est ordinairement insidieux.

La *durée* de la maladie constituée est variable.

Bien traitée, la chlorose se termine par la *guérison* en quelques semaines. Celle-ci est annoncée par une crise hématoblastique.

Mal traitée, elle peut se prolonger pendant des années.

Mais de toute façon les *rechutes* sont fréquentes.

Complications. — Les unes sont liées à l'exagération de certains symptômes et au terrain même : l'*ulcère de l'estomac*, le *rétrécissement mitral* se rencontrent ordinairement sur le terrain chlorotique.

D'autres sont des accidents spéciaux de la chlorose : la *phlegmatia alba dolens* a été mentionnée.

Dieulafoy a décrit sous le nom de *chloro-brightisme* une chlorose s'accompagnant de petits phénomènes de brightisme (cryesthésie, doigt mort, crampes, polyurie, céphalée), dont le traitement est le régime lacté. Un degré de plus et l'on a la *néphrite par aplasie artérielle*.

Enfin il existe des *chloroses graves* exceptionnelles ;

La *chlorose fébrile ;*

L'*anémie pernicieuse progressive*, avec ses œdèmes et ses hémorragies.

Pronostic. — Ces complications étant exceptionnelles, le pronostic de la chlorose serait très bénin si elle n'était si sujette aux rechutes.

Le pronostic peut s'appuyer sur la teneur en hémoglobine, sur la présence des hématoblastes, sur l'état de l'estomac et sur l'influence du traitement.

Diagnostic. — La chlorose a pour caractères d'être en quelque sorte essentielle.

Lancereaux a voulu en distraire l'*aplasie artérielle ;* c'est à cette dernière qu'il rattache la petitesse de la radiale, l'hypertrophie du cœur, la couleur simplement pâle des téguments, l'infantilisme surtout génital avec troubles menstruels, la polyurie et le chloro-brightisme. Dans ce tableau clinique, il n'y a ni tuméfaction de la rate, ni troubles digestifs.

Avant de faire le diagnostic de chlorose il faut éliminer les causes ordinaires d'anémie : syphilis, cardiopathies, saturnisme, brightisme, ulcère de l'estomac, *tuberculose*.

Le diagnostic avec cette dernière doit s'appuyer sur l'absence d'amaigrissement et de phosphaturie, sur les souffles.

Traitement. — Dans la plupart des cas, le *repos au lit* et le *lait*

Les *ferrugineux*, les *toniques* sont rarement nécessaires.

L'*estomac* doit être surveillé et traité.

XIV. — HÉMOPHILIE

L'hémophilie est un état particulier, caractérisé par la tendance aux hémorragies.

Laissant de côté les *hémophilies symptomatiques*, qui sont en relation avec une maladie dont elles ne sont que des symptômes accessoires (cirrhoses, ictères, purpuras divers, etc.), nous étudierons ici l'*hémophilie héréditaire*.

Étiologie. — Il est exceptionnel que l'hémophilie ne soit pas *héréditaire;* et cette hérédité est le plus souvent directe.

Le *garçons* sont beaucoup plus souvent atteints (9/10).

Anatomie pathologique. — Altération limitée aux petites artères (Magnus Huss).

Symptômes. — Le symptôme capital est la tendance aux hémorragies pour le plus faible traumatisme.

Les *épistaxis* sont fréquentes et peuvent être graves, soit par leur abondance, soit par leur répétition.

Les autres *muqueuses* peuvent donner des écoulements sanguins (bouche, intestin, bronches, organes génitaux).

Les *traumatismes*, même insignifiants, déterminent des hémorragies (écorchures); parmi les plus redoutables est l'*avulsion des dents*.

Les *opérations chirurgicales* sont en général mieux supportées, mais non toujours.

Un phénomène très fréquent chez les hémophiles consiste en *arthropathies* fébriles ou non, qui sont ordinairement des hémarthroses. Elles peuvent se terminer par résolution ou par ankylose.

Marche et terminaison. — La plupart des hémophiles meurent avant 20 ans au cours d'une hémorragie (épistaxis, avulsion d'une dent, hémorragie des muqueuses, etc.).

Quelques-uns (cas légers) arrivent à un âge avancé.

Diagnostic. — Il ne faut pas confondre les états hémorragiques transitoires avec l'hémophilie.

Ce diagnostic est facile puisque l'hémophilie est à la fois *congénitale* et *héréditaire*.

Traitement. — Le traitement consiste surtout dans la prophylaxie des accidents : éviter tout traumatisme (dents, circoncision, amygdalectomie, etc.).

Les *toniques* sont rationnels, mais ils se sont montrés peu efficaces.

Chaque *hémorragie* possède une indication de traitement particulière. Pendant les périodes hémorragiques, on peut prescrire les purgatifs, les boissons acides, l'ergotine, le tanin, l'acétate de plomb, l'essence de térébenthine.

XV. — PURPURAS

On peut observer chez l'enfant les différentes sortes de purpuras : *purpuras symptomatiques*, *purpuras primitifs*, avec toutes leurs variétés : purpura typhoïde, purpura rhumatoïde ; un de ces tableaux cliniques est spécial à l'enfance, c'est la *maladie de Werlhof*.

XVI. — MALADIE DE WERLHOF

Etiologie. — La maladie se développe sans cause connue. On a noté quelquefois des émotions.

Symptômes. — **Début**. — Il est ordinairement annoncé par des épistaxis ou par des stomatorragies, mais ce n'est pas constant.

Période d'état. — Le seul symptôme consiste en hémorragies cutanées : pétéchies, mais surtout larges *plaques ecchymotiques*, siégeant sans aucun ordre ni symétrie, apparaissant sans régularité. La ressemblance est frappante avec des ecchymoses traumatiques.

Quelquefois, mais inconstamment, il existe des épistaxis et des stomatorragies, venant, non pas des gencives qui sont saines, mais d'ecchymoses buccales suintantes.

L'apyrexie est absolue ; l'état général est bon.

Marche. — Elle est irrégulière. Ordinairement la maladie ne dure que quelques semaines.

TERMINAISONS. — La *guérison* est habituelle.

On a cité quelques cas de mort par hémorragies des muqueuses.

Enfin la maladie s'est exceptionnellement continuée par un purpura typhoïde ou rhumatoïde.

PRONOSTIC. — En général très bénin.

DIAGNOSTIC. — Le diagnostic repose sur la bénignité extrême de l'état hémorragique.

L'affection a une importance *médico-légale*, car on pourrait croire à des sévices alors qu'il n'en est rien. L'examen du sang pourrait donner des indications, car, dans la maladie de Werlhof, le caillot est peu rétractile.

TRAITEMENT. — Le repos au lit, les astringents, les toniques suffisent.

XVII. — HÉMORRAGIES PRÉCOCES DES NOUVEAU-NÉS

Le nouveau-né est particulièrement exposé à des hémorragies, de nature et de siège divers.

En éliminant les cas où l'*hémophilie héréditaire*, le *traumatisme seul* (forceps, etc.) sont en jeu, il reste chez tout nouveau-né un ensemble de facteurs qui explique les hémorragies précoces. Ce sont :

Les *troubles circulatoires*, dépendant de l'établissement de la respiration, quand celle-ci se fait mal ;

Un état de *faiblesse congénitale des vaisseaux*.

Quant à l'infection, elle agit surtout dans les hémorragies tardives.

Hémorragies de l'ombilic. — Chez un enfant sain dont le cordon n'est pas lié, il ne se produit pas plus d'hémorragie qu'il ne s'en produit chez les animaux, et cela parce que la tension sanguine est inférieure à la pression élastique qui accole les parois vasculaires rétractées du cordon.

Étiologie. — L'hémorragie ombilicale précoce est plus rare que les hémorragies tardives (1/4 des cas).

Elle s'explique par la *gêne circulatoire* : tendance à l'asphyxie, maillot trop serré, cris continuels, tentatives criminelles, etc.

Naturellement, elle ne se produit que dans le cas d'absence de ligature, ou de *ligature mal faite* (cordon gras).

Symptômes. — L'hémorragie se produit au moment de la *naissance* ou aussitôt après.

Le sang s'échappe *goutte à goutte* par la tranche des vaisseaux, quelquefois en jet.

Les *symptômes généraux* sont la pâleur des téguments, la tendance au refroidissement.

Pronostic. — Abandonnée à elle-même, l'hémorragie pourrait entraîner la mort. Le fait est rare, car le traitement est efficace.

Traitement. — Lier toujours le cordon.

Si l'hémorragie se produit après ligature, c'est que celle-ci est mal faite (cordon gras) ; il faut alors employer la ligature élastique ou le procédé de l'allumette.

Hémorragies gastro-intestinales. — ÉTIOLOGIE — Elles apparaissent dans les *trois premiers jours.*

Ces hémorragies précoces sont trois fois plus fréquentes que les tardives.

Néanmoins c'est un phénomène *rare.*

Les traumatismes obstétricaux sont inconstants.

ANATOMIE PATHOLOGIQUE. — Dans 1/4 des cas, aucune altération.

Dans les autres, suffusions sanguines sur l'intestin et quelquefois *ulcérations*, plus ou moins profondes, siégeant sur l'estomac et sur le duodenum.

PATHOGÉNIE. — On a invoqué la *stase* résultant de l'asphyxie, des malformations cardiaques, la ligature précoce du cordon, la ligature tardive (Perak).

D'autres ont invoqué des *embolies* venues des hémato-nodules de Parrot (nécessité de la persistence du canal artériel), ou de la veine ombilicale (Landau).

L'*influence nerveuse* (coexistence d'hémorragies méningées) ne peut être invoquée dans tous les cas.

SYMPTÔMES. — Le sang est rendu par les *selles ;* d'abord noir et mélangé au méconium, puis rutilant.

Dans la moitié des cas, il y a des *hématémèses* de sang noir ou rouge surtout.

L'état général est celui qui est lié à toute hémorragie grave.

MARCHE. — Ordinairement la maladie se juge en

24 heures, mais les hémorragies peuvent se prolonger.

PRONOSTIC. — Grave; il dépend de la quantité de sang rendue. La mort se produit dans les 3/4 des cas.

DIAGNOSTIC. — Distinguer le *melœna vrai* du melœna faux (*melœna spuria*).

Celui-ci peut être dû à l'ingestion du sang maternel, à des crevasses du mamelon de la nourrice, à la section du frein de la langue, à un bec de lièvre opéré, etc.

TRAITEMENT. — Astringents, ergotine.

Ingestion de glace en petits morceaux (pas à l'extérieur).

Sérum artificiel.

Hémorragies vulvaires, qui se présentent dans les premiers jours. C'est un phénomène rare. Isolées, elles n'offrent aucune gravité.

XVIII. — HÉMORRAGIES TARDIVES

ETIOLOGIE. — Ces hémorragies dépendent d'une *diathèse hémorragique temporaire*, créée par l'*infection*; la plaie ombilicale est une porte d'entrée.

Il existe des causes *prédisposantes*, qui sont la débilité congénitale et la syphilis.

SYMPTÔMES. — Les hémorragies sont uniques ou multiples.

L'*omphalorragie* se produit vers le 6e ou 7e jour, c'est-à-dire après la chute du cordon.

Les hématémèses et le *melœna*, vers le 8e jour.

Il peut se produire des *ecchymoses cutanées*, des *épistaxis*, des *hémoptysies*, de *l'hématurie*.

PRONOSTIC. — Très grave; la mort est la terminaison ordinaire.

Le pronostic ne dépend pas seulement de la quantité du sang, mais encore de l'état dyscrasique.

TRAITEMENT. — *Local;* dans le cas d'omphalorragie, on fait la ligature entortillée sur deux épingles plantées en croix.

Soutenir l'*état général*.

XIX. — MALADIE DE WINKEL
MALADIE BRONZÉE HÉMATIQUE

C'est une variété de l'infection hémorragique des nouveau-nés, s'accompagnant d'ictère.

ÉTIOLOGIE. — La *fièvre puerpérale* est fréquente dans ces cas; aussi la maladie prend-elle quelquefois un caractère épidémique.

ANATOMIE PATHOLOGIQUE. — Dégénérescence de tous les organes.

Les *reins* ont leurs tubes droits encombrés de débris d'hématies (tubulhématie de Parrot).

Le *sang* est poisseux et présente des altérations de ses éléments et de l'aglobulie.

SYMPTÔMES. — Il existe une *phase pré-ictérique* de diarrhée bilieuse.

Puis apparaît l'*ictère*. Les téguments sont jaunes, puis ont tendance à passer au noir; les enfants ressemblent à des mulâtres. Les conjonctives sont cependant à peine teintées.

En même temps, la teinte est rendue plus spéciale par la *cyanose*.

L'*urine* est brun acajou, mais ne présente pas les réactions des acides biliaires.

Il existe de la *diarrhée bilieuse*, presque noire.

En somme, c'est un *ictèr e hémaphéique.*

La température est hypothermique.

Des *hémorragies multiples* se produisent.

L'enfant est emporté dans le coma.

Marche. — La durée de la maladie est de quelques jours et la terminaison presque constante est la *mort.*

On a cité quelques cas de guérison.

Diagnostic. — La maladie ne doit pas être confondue avec les autres *ictères*, dont le pronostic est en général moins sévère.

Traitement. — On ne peut encore que traiter les symptômes et s'efforcer de soutenir l'enfant.

XX. — SYPHILIS ACQUISE

Etiologie. — L'enfant est particulièrement exposé à la contagion de la syphilis. A part les cas d'attentats criminels, les accidents primitifs sont *extra-génitaux.*

L'*allaitement* par une nourrice syphilitique antérieurement ou tout récemment (chancre du mamelon) est un mode fréquent d'inoculation.

Les divers contacts directs ou indirects avec des sujets syphilitiques causent moins souvent des inoculations.

La *vaccination* de bras à bras a donné de véritables épidémies. Elle tend à être abandonnée.

Symptômes. — Identiques à ceux de la syphilis de l'adulte.

Quand elle est traitée, elle est peu grave en général.

Chez le nourrisson, elle peut déterminer une forme spéciale de l'*athrepsie.*

DIAGNOSTIC. — Souvent on ne pense pas au chancre syphilitique chez l'enfant.

L'*ecthyma* pour la surface du corps, la *diphtérie* pour les chancres buccaux, sont les maladies auxquelles on pense tout d'abord.

C'est l'adénopathie et l'apparition des accidents secondaires qui font faire le diagnostic.

XXI. — SYPHILIS HÉRÉDITAIRE

La syphilis héréditaire est caractérisée par l'absence d'accident primitif, par la simultanéité de l'éclosion de lésions à type secondaire et tertiaire, et par la tendance dystrophique.

ÉTIOLOGIE. — *Syphilis du père.* — Elle n'agit que dans les 3 premières années qui suivent le dernier accident.

L'enfant a 1/3 de chance d'être contaminé.

Un enfant hérédo-syphilitique par l'influence du père ne peut transmettre la syphilis à sa mère (*loi de Colles*).

Syphilis de la mère. — *a*) Cas ordinaire : la syphilis est antérieure à la conception ; l'enfant a 5/6 de chances d'être contaminé.

Si l'enfant naît sain, il ne peut être contaminé par sa mère (*loi de Profeta*).

b) Cas où la syphilis est contractée pendant la grossesse.

Dans la première moitié, la syphilis de l'enfant est certaine.

Dans la deuxième moitié, elle est possible (sauf les 2 derniers mois).

Si l'enfant naît sain, il peut être contaminé par la mère ; la loi de Profeta n'est pas applicable à ce cas.

Souvent la syphilis est *commune aux deux parents.*

Symptômes. — Les *avortements* en série (principalement syphilis du père), l'*hydramnios,* la *mortinatalité* avec altérations placentaires, sont les manifestations les plus fréquentes de la syphilis des parents.

Nous décrirons la syphilis de l'enfant vivant.

Syphilis congénitale. — Symptômes. — L'enfant est extrêmement *débile;* la peau est ridée et jaune.

La lésion caractéristique est le *pemphigus.* Il débute par des taches lie de vin, siégeant à la paume des mains et à la plante des pieds.

Très rapidement il se forme des bulles d'un diamètre moyen de 1 cm., le liquide est clair ou sanguinolent.

Marche. — La guérison est exceptionnelle. La *mort* survient dans la cachexie en quelques jours.

Diagnostic. — Le pemphigus syphilitique est congénital ou apparaît dans les premiers jours.

Le *pemphigus épidémique* peut apparaître plus tardivement, il est ordinairement plus généralisé et ne siège ni à la paume ni à la plante.

Anatomie pathologique. — Il y a des *altérations épiphysaires,* qui peuvent déterminer des disjonctions.

Le poumon est atteint d'une lésion superficielle, formée de noyaux blanc-rosés à la coupe (*pneumonie blanche syphilitique* de Virchow).

Le *foie* est doublé de volume; la surface est lisse.

A la coupe on trouve l'aspect dit *foie silex de Gubler,* dû à une hépatite diffuse interstitielle.

La surface de la coupe est brillante, de couleur jaunâtre; la consistance est élastique. Quelquefois la lésion n'existe qu'en îlots. Quelquefois il y a un semis de granulations analogues à des grains de semoule (gommes miliaires).

C'est une cirrhose à point de départ portal (Hutinel).

La *rate* est augmentée de volume, mais peu lésée.

Les *ganglions* lymphatiques sont hypertrophiés.

Les *reins* présentent de la glomérulo-néphrite et de la prolifération interstitielle.

Les *méninges* sont atteintes d'une inflammation qui diffuse dans la partie nerveuse sous-jacente.

Il y a des altérations péri-vasculaires.

Syphilis héréditaire de la première enfance. — Le *début* est annoncé par l'atteinte profonde de la nutrition. Il se fait rarement avant les 15 premiers jours, rarement après le 3e mois.

Etat. — Le *coryza* est un des symptômes les plus précoces.

Au début c'est un suintement séreux; puis l'écoulement devient séro-purulent; il y a en même temps production de croûtes et de petites hémorragies.

L'orifice des narines est rouge, croûteux et fissuré.

Les signes fonctionnels sont intenses : respiration bruyante, déglutition difficile.

Des *fissures* se montrent autour des orifices muqueux : paupières (angle externe), narines, lèvres (commissurales ou médianes), oreilles, anus (plus rarement).

Ces fissures sont recouvertes de croûtes sanguinolentes fortement suintantes, excessivement douloureuses.

Elles peuvent laisser des cicatrices durables.

La *voix* est rauque ou éteinte; le larynx peut

même quelquefois, infiltré d'œdème, causer des accès de suffocation mortels.

L'*aspect général* est très particulier : le facies est amaigri, les yeux enfoncés dans les orbites, l'air vieillot.

La peau présente une couleur jaune, analogue à celle que détermine sur les doigts la cigarette. Cette pigmentation est diffuse avec maxima aux pommettes et à toutes les parties saillantes de la figure.

Les *cheveux* et les cils sont clairsemés. Cette alopécie est curable.

La peau présente des *éruptions* variées :

Syphilides érythémateuses, dont la nature est contestée.

Erythème desquamatif, qui débute par les extrémités.

Syphilides maculeuses, légèrement papuleuses, siégeant autour de la bouche, et de couleur jambonnée très caractéristique.

La classe des *syphilides ulcéreuses* cutanées tend à se rétrécir et à rentrer dans les infections cutanées (ecthyma, etc.). C'est ainsi que l'érythème papuleux des fesses, que Parrot croyait syphilitique, est seulement un érythème post-érosif (Jacquet).

L'*ongle* peut être atteint, cannelé et mal nourri ; sa matrice peut elle-même devenir fongueuse.

La *pseudo-paralysie syphilitique* de Parrot est caractérisée par un impotence des membres, de la douleur aux mouvements provoqués, de la tuméfaction péri-articulaire et de la crépitation, qui indique que cette affection est due à des décollements épiphysaires.

On peut percevoir, dès cette période, des *altérations du crâne*, mais nous les décrirons avec la syphilis tardive, dont elles constituent des stigmates.

MARCHE. — Convenablement, traitée la syphilis héréditaire peut *guérir;* mais l'enfant est exposé à de graves complications.

Il succombe ordinairement dans un état de cachexie progressive analogue à l'*athrepsie*.

Rarement il est emporté par des accidents syphilitiques : *méningite gommeuse*, épilepsie aiguë.

Il succombe ordinairement à une *gastro-entérite* ou à une *broncho-pneumonie*.

Syphilis héréditaire tardive. — L'enfant issu de parents syphilitiques, qu'il ait présenté ou non des accidents syphilitiques dans son jeune âge, peut être atteint de lésions diverses qui sont les unes dystrophiques (stigmates), les autres syphilitiques.

Stigmates. — Le rachitisme, l'*hydrocéphalie*, l'éclampsie, les scléroses cérébrales, la maladie de Little sont quelquefois le fait de la syphilis héréditaire.

Le *crâne* présente une saillie des bosses frontales (front olympien), ou des bosses pariétales; quand ces lésions sont assez accentuées pour déterminer un sillon médian, on a le crâne natiforme (de *nates*, fesses).

Le *nez* présente un affaissement de ses os propres, de sorte que la partie inférieure rentre dans la supérieure comme le font deux tubes de *lorgnette*. Cette déformation succède au coryza syphilitique.

L'*oreille* peut avoir été le siège d'écoulements prolongés; ce qu'il y a de plus caractéristique c'est la surdité survenue brusquement de 10 à 15 ans sans écoulements préalables (Hutchinson).

Les *dents* de la deuxième dentition peuvent être le siège d'altérations diverses : ponctuées, cannelées, érodées, petites. Les lésions les plus caractéristiques sont : la dent d'Hutchinson (incisives et principalement les médiaires supérieures), avec usure de la couronne et érosion en hache de Suisse. — la dent en tourne-vis (Fournier), dont la couronne est plus large que le collet et tordue — la disposition convergente des incisives (Fournier).

Accidents syphilitiques. — Les *yeux* peuvent être atteints entre six et douze ans d'une kératite interstitielle débutant par le centre, envahissant toute la cornée, qui prend alors un aspect finement ponctué. La guérison est possible par l'intermédiaire d'un stade de vascularisation.

On peut observer des lésions iriennes ou choroïdiennes.

Les *tibias* peuvent s'infiltrer de produits gommeux qui augmentent leur épaisseur et font que leur bord antérieur est convexe (tibia de Lannelongue) (fig. 2).

On a observé des arthropathies, ou plutôt des infiltrations péri-articulaires, dont le diagnostic avec les tumeurs blanches se fait par l'absence des fistules et par l'essai du traitement spécifique.

Le *foie* peut devenir le siège d'une cirrhose hypertrophique spéciale. Les troubles digestifs et une légère tension dans l'hypochondre en annoncent le début. A la période d'état, la cirrhose se caractérise par la tuméfaction du foie, dont le bord libre présente des incisures comme un paquet fortement ficelé. Il existe de l'ascite, de la dilatation veineuse et de la mégalosplénie. L'évolution de cette affection est très longue, néanmoins elle peut causer la mort ou tout au moins l'avancer.

Triade d'Hutchinson. — Consiste dans l'examen local et dans la recherche des maladies antérieures d'un ensemble d'organes dont l'atteinte est presque constante et caractéristique; ce sont : l'*œil*, l'*oreille* et les *dents*.

Affections parasyphilitiques. — Ce sont celles qui, quoique liées à la syphilis, ne sont pas modifiables par le traitement antisyphilitique.

Outre les *stigmates* ci-dessus énoncés il faut noter la maladie de Little, l'épilepsie, l'idiotie, l'infantilisme.

MARCHE. — Les affections dystrophiques parasyphilitiques sont incurables. Mais les manifestations de la syphilis active obéissent ordinairement au traitement spécifique. La guérison proprement dite est même prouvée par le fait suivant :

Les hérédo-syphilitiques peuvent contracter la syphilis à l'âge adulte; jamais ils ne peuvent être considérés comme étant immunisés.

DIAGNOSTIC. — Quand on se trouve en présence d'une lésion douteuse, le diagnostic s'appuie : 1° sur la marche des grossesses de la mère; 2° très accessoirement sur l'état antérieur de la santé des parents (les dénégations sont habituelles); 3° sur les accidents après la naissance (les plus caractéristiques sont les accidents de la face, fissures et éruptions); 4° sur les dystrophies et particulièrement sur la triade d'Hutchinson.

Le diagnostic serait à faire pour chaque accident.

PRONOSTIC. — Dépend de l'*état général* et de la *précocité du traitement*.

TRAITEMENT. — **Traitement prophylactique.** — *Pendant la grossesse*, la syphilis (du père ou de la mère) étant reconnue, donner le traitement à la mère. Une dose insignifiante de proto-iodure suffit (0 gr. 02 centigr.).

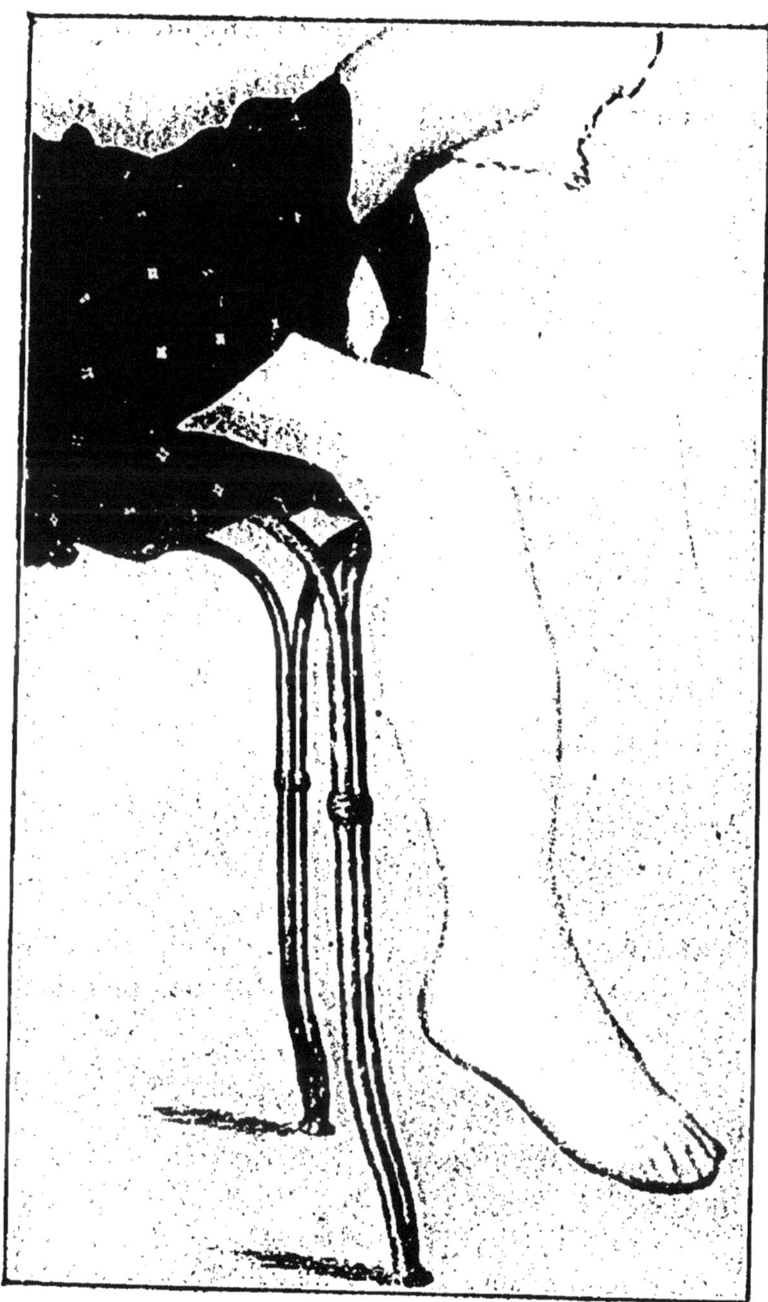

Fig. 2. — Tibia syphilitique.

Après la naissance : enfant syphilitique, il peut être allaité par sa mère, qu'elle soit syphilitique ou non, ou bien nourri au biberon.

Dans aucun cas, nourrice mercenaire (à moins qu'elle ne soit syphilitique).

Enfant suspect : jusqu'à l'âge de 4 mois, la conduite à tenir est la même.

Enfant sain, mère syphilitique : l'allaitement maternel est sans danger pour l'enfant.

L'allaitement mercenaire ne peut être permis avant le 4e mois.

Traitement curatif. — *Chez le nouveau-né.* — *Mercuriaux ;* frictions 2 grammes par jour d'onguent napolitain. — Ou bien liqueur de Van Swieten : XXX gouttes par jour le premier mois, le double le second mois, le triple ou le quadruple ensuite.

Les injections sous cutanées sont inusitées.

Pendant le traitement, surveiller l'intestin surtout avec la liqueur de Van Swieten. La stomatite n'est pas à craindre chez le nouveau-né.

Iodure de potassium, quand il y a des accidents viscéraux ou osseux. — 0 gr. 20 centigrammes par année d'âge.

Pendant la seconde enfance. — Le traitement est celui de l'adulte, en proportionnant les doses.

XXII. — TUBERCULOSE

Étiologie. — *Age.* — La tuberculose présente un maximum de fréquence de 2 à 10 ans, analogue à celui qui, chez l'adulte, existe entre 20 et 30 ans.

Elle est exceptionnelle, mais possible, chez le nourrisson.

Causes prédisposantes. — *Hérédité directe.* — Elle est retrouvée dans beaucoup de cas.

S'agit-il d'une hérédité de *terrain* ou d'une hérédité de *graine?*

En théorie : la tuberculose du fœtus et du placenta existe; et on comprend que cette tuberculose puisse d'abord rester latente et éclater ensuite.

En pratique : la tuberculose du fœtus et du placenta est une extrême exception. Et quand cela ne serait pas, cliniquement les enfants issus de tuberculeux et isolés de leurs parents dès la naissance ne deviennent *jamais* tuberculeux (statistiques des enfants assistés de Prague, de Paris).

Donc la tuberculose résulte toujours de la contagion.

Hérédité dissemblable. — La tuberculose est l'aboutissant commun de toutes les détériorations organiques (Pidoux). L'hérédité neuro-arthritique, la misère des parents, les maladies infectieuses des générateurs sont presque toujours notées dans les antécédents familiaux.

Causes extérieures : vie dans les villes, séjour à l'hôpital, défaut d'aération et de lumière.

Causes personnelles : toutes les causes de débilitation (rachitisme, gastro-entérites, surmenage, mauvaise alimentation).

Maladies qui prédisposent particulièrement : rougeole, coqueluche, diphtérie, rétrécissement pulmonaire.

Y a-t-il des maladies antagonistes? on l'a prétendu pour le rhumatisme, la fièvre typhoïde, la scarlatine.

Le fait est certain pour la vraie chlorose.

Contagion. — *Modes exceptionnels :* inoculation directe (circoncision avec succion, insufflation de bouche à bouche chez un nouveau-né, plaie suivie de lupus, ulcérations, fessières dans le milieu hospitalier, dents cariées, etc.).

Ingestion. — La contagion par la viande est peu probable, car chez les animaux tuberculeux la viande n'est pas tuberculigène, sauf dans les poussées granuliques.

Le lait contient des bacilles, seulement quand la mamelle est atteinte de la tuberculose de la mamelle (pommellière des vaches) ; ce qui est rare, bien que 1/10 des vaches soient tuberculeuses.

L'ingestion est un mode de contagion bien constaté dans quelques cas, mais exceptionnel.

Inhalation. — Le bacille de Koch virulent a été trouvé dans l'air, à l'hôpital et dans les milieux, où il y a des produits tuberculeux desséchés.

Le nez, les végétations adénoïdes, les amygdales peuvent être la porte d'entrée.

Ordinairement, c'est l'appareil trachéo-bronchique.

Étapes de la tuberculose. — 1° Après l'envahissement du poumon, les voies lymphatiques largement béantes chez l'enfant conduisent le bacille jusqu'aux *ganglions trachéo-bronchiques.*

Cette adénopathie est dite primitive, quand il n'y a pas de lésion pulmonaire ; similaire, quand il y a lésion pulmonaire (cas ordinaire) ; mais comme celle-ci est silencieuse ou curable, le résultat est identique.

2° De là, la tuberculose atteint certains *organes* où elle est appelée soit par un *traumatisme* (expériences de Max Schüller déterminent des arthrites tuberculeuses par traumatisme chez un animal infecté), soit par une *disposition naturelle* de l'organe.

Cet envahissement se fait par voie sanguine.

Les organes le plus souvent infectés sont : le péritoine, les méninges, la moelle osseuse (coxalgie, tumeurs blanches du genou, du pied, *spina ventosa*, mal de Pott), les ganglions lymphathiques du cou. Le poumon, le foie et la rate sont surtout infectés chez les nourrissons.

3° Enfin quelquefois soit spontanément, soit sous l'influence d'un traumatisme(opération chirurgicale) il y a passage en masse des bacilles dans le sang, *bacillémie* et *granulie*.

Anatomie pathologique. — La *lésion initiale* est, comme le tubercule chez l'adulte, d'origine hématique ou lymphatique, avec la cellule géante et les cellules épithélioïdes développées autour d'elle.

Nous étudierons ici les lésions des formes généralisées.

Nourrissons. — C'est presque la tuberculose du cobaye. La *lésion primitive* est pulmonaire et adéno-bronchique. Les *lésions diffuses* consistent en tubercules épars sur les méninges, le péritoine, la plèvre, dans les poumons, le foie, la rate. Ces deux derniers sont fortement augmentés de volume.

Deuxième enfance. — C'est la granulie de l'adulte avec la *lésion primitive* (mal de Pott,coxalgie,etc.) et ses granulations disséminées dans tous les organes avec faible réaction de ceux-ci.

Formes cliniques. — Il y a des formes très diverses suivant les organes atteints et suivant l'âge.

Tuberculose chronique apyrétique des nourrissons. — *Début.* — Il peut être insidieux, ou marqué par des accidents aigus pulmonaires ou gastro-intestinaux.

État. - L'enfant est extrêmement amaigri et pâle. Le facies est vieillot.

L'appétit est conservé ou même exagéré; la diarrhée est inconstante.

Le foie et la rate sont augmentés de volume.

Le principal caractère est la *polymicro-adénie*, caractérisée par l'existence à tous les carrefours lymphatiques superficiels de petits ganglions en grain de plomb isolés entre eux et isolés des parties voisines, indolores, durs.

La cachexie se prononce et l'enfant meurt d'une broncho-pneumonie ou avec des escharres.

Granulie. — La granulie peut évoluer, chez les grands enfants comme chez l'adulte (forme typhoïde, forme pulmonaire).

Chez les nourrissons, elle se traduit quelquefois autrement, par des *phénomènes cérébraux*.

Diagnostic. — La tuberculose apyrétique des nourrissons peut être confondue avec l'*athrepsie*. La mégalosplénie, la polymicroadénie, la réaction fébrile au sérum artificiel, et surtout la disproportion entre l'état de l'intestin et l'état général sont les arguments en faveur de la tuberculose.

La *syphilis héréditaire* se reconnaît aux fissures muqueuses, à la teinte jaune maïs, à l'alopécie.

Traitement. — Dans les formes décrites ici, le traitement est nul.

Il faut surtout prévoir et éviter l'apparition de la tuberculose par la ***stérilisation du lait*** et par l'***isolement*** des tuberculoses ouvertes.

XXIII. — SCROFULE

La scrofule est un état particulier de l'organisme, qui est caractérisé par un habitus spécial, par la prédisposition à un groupe de maladies, et par la prédisposition à la tuberculose atténuée.

Étiologie. — Celle de la tuberculose.

Symptômes. — La scrofule *débute* entre le sevrage et l'apparition des grosses molaires.

L'*habitus* du scrofuleux est particulier, mais il ne faudrait pas s'attendre à le trouver constamment.

La peau est fine, les cheveux blonds, les yeux bleus.

Le sujet a de l'embonpoint, mais les chairs sont flasques.

La figure est rendue spéciale par le saillie de la lèvre supérieure déterminée par le coryza chronique.

Les *manifestations* du terrain scrofuleux sont l'otite, les conjonctivites, la blépharite, l'impétigo, le lupus, l'acné, les engelures, le coryza hypertrophique, les végétations adénoïdes, les grosses amygdales, la leucorrhée; en général la tendance aux infections répétées des muqueuses.

La *tuberculose* des scrofuleux est spéciale, la plus fréquente est constituée par les adénopathies cervicales : d'abord indolores et bien isolés, les ganglions peuvent se résoudre (cas ordinaire) ou suppurer.

La fistule est persistante, la peau elle-même est atteinte (*écrouelles*) et la guérison n'est obtenue que par une cicatrice difforme, chéloïdienne et indélébile.

Toutes les autres tuberculoses peuvent se rencontrer chez les scrofuleux.

Terminaisons. — Le scrofuleux peut *rester un tuberculeux atténué ;* et alors la guérison se produit en quelques années sans accidents notables.

D'autres fois le scrofuleux *devient tuberculeux*, en ce sens qu'il fait des tuberculoses présentant la même gravité que celles des autres enfants.

Néanmoins, sur le terrain scrofuleux la tuberculose a tendance à être périphérique et curable.

La *granulie* est possible dans tous les cas.

Traitement.—Il consiste dans les toniques (*huile de foie de morue* en hiver et *sirop d'iodure de fer* en été), l'*aération* et principalement le séjour au bord de la mer.

Éviter l'infection tuberculeuse.

XXIV. — FIÈVRE GANGLIONNAIRE

Étiologie. — C'est une maladie *fréquente*, principalement chez les *tout jeunes enfants*.

Causes prédisposantes. — Comme pour toutes les maladies infectieuses, les enfants débilités sont plus souvent atteints.

Causes déterminantes. — Le froid, la dentition, les écarts de régime sont des causes banales souvent invoquées.

La *contagion* est nette dans certains cas, mais ce n'est pas un fait constant.

Les *maladies infectieuses antérieures* sont fréquentes : des processus infectieux analogues, étiquetés ou non fièvre ganglionnaire, ont été observés après la grippe (Czajkowski), la rougeole, la diphtérie, la scarlatine (G.-H. Roger).

Pathogénie. — Encore très obscure, puisque les causes étiologiques elles-mêmes sont contestées.

Comby invoque une infection buccopharyngée, ayant brûlé l'étape de la muqueuse.

Le microbe causal est inconnu.

Symptômes. — **Début.** — Il est très brusque et est marqué par l'élévation de la température.

Etat. — La *température* oscille entre 39 et 40°.

L'enfant est abattu ; il y a un léger état gastrique, de l'anorexie et un peu de céphalée.

Ganglions. — A l'angle de la mâchoire existe un ganglion unique, douloureux, sur lequel la peau est rosée. Ordinairement l'affection reste unilatérale et même uni-ganglionnaire.

La gorge est normale.

Marche. — La température avec son cortège de phénomènes généraux dure un ou deux jours et disparaît.

L'adénite persiste beaucoup plus longtemps, quelquefois plusieurs mois.

Formes. — Cette maladie à peine classée est susceptible de formes en nombre indéfini.

Forme suppurée.

Forme généralisée (sorte de lymphadénie aiguë terminée par la mort).

Forme médiastinale. — C'est une forme de la lymphadénite trachéo-bronchique simple, elle a été constatée au cours de la rougeole.

Complications. — On a signalé la néphrite.

Diagnostic. — Avant l'adénopathie le diagnostic est impossible.

Quand il y a *adénopathie* : les *angines* sont éliminées par l'examen de la gorge.

L'*érysipèle* à début nasal ne tarde pas à sortir.

Le *phlegmon* possède une porte d'entrée (angine, dent), les phénomènes généraux sont moins bruyants, l'adénite évolue vers la suppuration. D'ailleurs il n'est pas prouvé qu'il y ait une différence essentielle entre ces deux affections.

Quand l'adénite est *traînante* on peut songer à la *tuberculose*, aux *adénites chroniques* non tuberculeuses (dents cariées, eczéma, etc.).

Pronostic. — Bénin par définition même, puisque c'est une adénite qui ne suppure pas.

Traitement. — C'est celui de toute affection fébrile.

XXV. — TETANOS

Le tétanos de l'enfance présente les mêmes symptômes que celui de l'adulte ; mais, chez le *nouveau-né*, le tableau clinique est très différent ; or, ce tétanos est particulièrement fréquent.

Etiologie. — Aujourd'hui on n'admet plus le tétanos spontané, et on relègue au second plan l'influence du froid, des temps humides, des traumatismes.

L'influence *épidémique* est nette dans certains cas ; aujourd'hui ces séries malheureuses deviennent rares.

Pathogénie. — Sauf exceptions (circoncision), le tétanos des nouveau-nés est le fait de l'*infection ombilicale*.

D'après les expériences modernes, l'agent est la *bacille de Nicolaïer ;* bacille anaérobie, donnant des cultures fétides, et sécrétant une *toxine*, dont les effets sont ceux du tétanos lui-même.

Comme d'une part le bacille de Nicolaïer est un hôte banal de la terre et des excréments de cheval, et comme, d'autre part, inoculé à l'état de pureté à un animal sain, il n'est nullement pathogène, on admet qu'il faut que, en même temps que se fait son inoculation, les tissus inoculés soient dans un état de moindre résistance, qui paralyse la phagocytose.

L'introduction simultanée de *microbes pyogènes* réalise ces conditions dans la pratique.

Le tétanos est non pas une septicémie, mais une *toxémie*, qui agit sur le système nerveux central par l'intermédiaire des nerfs périphériques sensitifs.

Cette action n'est pas immédiate, ce qui explique que la cessation de la plaie infectante (impossible chez le nouveau-né) ne guérisse pas la maladie à coup sûr.

La *gravité spéciale* du tétanos des nouveau-nés tient à deux causes : le jeune âge des sujets, et l'*origine viscérale* du tétanos. Ce qui explique la généralisation rapide et l'atteinte des muscles de la vie organique.

SYMPTÔMES. — **Début.** — Il a lieu du 5e au 7e jour de la vie, c'est-à-dire après la chute du cordon.

Quelquefois le début est précoce.

Il est annoncé par l'agitation et par la difficulté de téter.

Etat. — Le *trismus* est un des premiers symptômes observés ; très rapidement il devient continu.

En quelques heures surviennent des *accès de contracture ;* la nuque se renverse, le corps s'incurve en arrière, les bras se mettent en extension ou en flexion, les membres inférieurs en extension, de telle sorte qu'on pourrait soulever l'enfant par les pieds, le corps restant raide comme une planche.

La face prend un aspect grimaçant ; les yeux sont fermés et les lèvres serrées.

Les accès de contracture durent quelques secondes ou quelques minutes ; puis le corps redevient souple. Mais ces accès se répètent sous l'influence des causes les plus légères.

Au cours des accès, *la face devient violette* et la respiration manque par suite du spasme des muscles respiratoires.

Les *convulsions* sont spéciales au tétanos des nouveau-nés.

La *température* est des plus variables; ordinairement elle est élevée dans les cas rapides, normale dans les cas lents.

Durée. — La mort survient ordinairement en deux ou trois jours.

Terminaisons. — La mort arrive enfin dans le *coma* progressif, ou bien en *asphyxie* par contracrure phréno-glottique.

La guérison a été observée dans quelques cas traînants.

Pronostic. — Il est donc fatal presque à coup sûr. Il se tire du nombre des accès de contracture.

Diagnostic. — *L'éclampsie* apparaît au cours d'une maladie aiguë et chronique; les accès de contracture sont suivis d'une phase clonique, qui manque dans le tétanos.

Le *sclérème* détermine une raideur, dont la nature tégumentaire est facile à reconnaître.

La *tétanie* atteint des enfants plus âgés, la contracture règne uniquement aux extrémités; il n'y a pas de trismus. En cas de tétanie généralisée, le signe de Trousseau possède pour ce diagnostic une grande importance.

Chez des enfants plus âgés, la *méningite cérébro-spinale* (épidémique et tuberculeuse) détermine de l'opistothonos; les troubles pupillaires et surtout les troubles cérébraux font reconnaître la maladie.

TRAITEMENT. — Le *sérum antitétanique* n'a pas encore donné de succès chez le nouveau-né. Néanmoins son innocuité rend son emploi recommandable.

Le *chloral* est le médicament de choix, 1 à 2 grammes par jour, par la voie rectale.

La *prophylaxie* consiste dans le pansement propre du cordon, dans l'isolement des sujets atteints.

XXVI — RHUMATISME ARTICULAIRE AIGU

ÉTIOLOGIE. — *L'âge* le plus jeune auquel on peut rencontrer le rhumatisme vrai est de 5 ans ; c'est à partir de 8 ans qu'il devient fréquent.

Causes prédisposantes. — L'hérédité similaire est notée dans la moitié des cas. On a dit que le rhumatisme atteignait surtout les sujets blonds à peau fine ; mais on le voit souvent chez des enfants d'aspect très différent.

Causes déterminantes. — Le froid, le surmenage peuvent précéder de peu l'éclosion de la maladie.

PATHOGÉNIE. — La *théorie infectieuse* explique seule actuellement les symptômes du rhumatisme.

L'agent pathogène est, pour Achalme, un *bacille* qu'il a trouvé dans le sang des rhumatisants.

La porte d'entrée est inconnue ; peut être s'agit-il dans certains cas d'une angine.

ANATOMIE PATHOLOGIQUE. — L'articulation atteinte et infectée renferme un liquide louche, alcalin, qui contient des flocons analogues à des crachats.

Au microscope, il y a des leucocytes et des cellules endothéliales desquamées et tuméfiées, qui peuvent posséder plusieurs noyaux.

Les cartilages ne sont tuméfiés que dans les cas d'arthrites graves, exceptionnelles chez l'enfant.

SYMPTÔMES. — **Début.** — Il se fait ordinairement assez insidieusement par l'apparition de douleurs dans les membres inférieurs.

Quelquefois les arthrites sont précédées par une angine érythémateuse, qui existe encore quand les douleurs apparaissent.

Etat. — Le rhumatisme de l'enfant a une *apparence bénigne.*

L'*articulation* prise est immobilisée par la douleur spontanée, elle est tuméfiée et fluctuante; la peau qui la recouvre est rosée.

Les articulations prises le plus souvent sont celles du membre inférieur, les doigts et le *cou*. Ces deux dernières localisations, chez l'adulte, n'appartiennent guère qu'à un rhumatisme généralisé.

Autour des articulations, principalement au voisinage des tendons, on constate quelquefois de petits *nodules fibreux*, plus ou moins adhérents aux parties voisines; ils sont presque spéciaux à l'enfance. Ils apparaissent et disparaissent en trois semaines.

Le *bubon rhumatismal* de l'aine est aussi assez fréquent et assez particulier à cet âge.

L'*état général* reste bon; l'appétit est seulement diminué; la température oscille autour de 38° seulement et elle est irrégulière.

Durée. — La durée est de 10 à 15 jours.

Après l'atteinte de rhumatisme, l'enfant reste pâle pendant quelque temps.

FORME GRAVE. — Elle est exceptionnelle chez l'enfant; elle est caractérisée par la multiplicité et l'intensité des arthropathies, par la température élevée et continue, par les sueurs profuses et n'ayant aucun caractère critique, enfin par la lenteur de la convalescence et l'anémie consécutive.

Terminaisons. — La terminaison ordinaire est la *guérison*.

Dans de rares cas, à la poussée aiguë succède un *rhumatisme chronique* déformant, caractérisé surtout par des rétractions fibreuses, plutôt que par des déformations osseuses.

Cette forme est particulièrement fréquente dans la *région cervicale*, et l'immobilisation prolongée et en position vicieuse peut entraîner des rétractions musculaires et des déformations osseuses (Marfan).

Complications. — La loi de Bouillaud (complications viscérales exceptionnelles dans les cas légers) n'est pas exacte dans l'enfance, et cette forme ordinaire, caractérisée par l'atteinte d'un petit nombre d'articulations et par la bénignité des symptômes généraux, est *presque toujours compliquée*.

L'*endocardite* est d'une grande fréquence, 50 à 80 p. 100, suivant les statistiques.

Elle est annoncée uniquement par les symptômes locaux d'auscultation, qui traduisent l'atteinte de la mitrale.

Le premier bruit devient éteint ; puis éteint et dur (Potain) ; on perçoit quelquefois des souffles à cette période, mais ce sont des souffles extra-cardiaques de peu de valeur. Le véritable souffle systolique et se propageant vers l'aisselle est constaté pendant la convalescence.

On a prétendu que chez l'enfant l'endocardite est entièrement curable dans quelques cas.

Les lésions mitrales pures sont bien mieux tolérées que celles de l'adulte.

La *péricardite*, plus rare, coïncide avec l'endocardite.

Elle se traduit par le bruit de frottement, superficiel, râpeux, changeant avec la position du malade et avec la pression du stéthoscope, se propageant peu et siégeant dans la partie moyenne ou à la base.

Quand il y a asystolie consécutive, elle est presque toujours due à une symphyse cardiaque.

La *pleurésie*, plus fréquente à gauche, coïncide souvent avec la péricardite. Elle a pour caractères de se constituer rapidement, tout en donnant peu de signes fonctionnels, de s'enkyster facilement et disparaître en quelques jours.

Des *paraplégies* transitoires ont été constatées.

Le *rhumatisme cérébral* est très rare chez l'enfant; il a pour particularité de s'accompagner constamment de *mouvements choréiques*. Le délire, puis le coma, l'hyperpyrexie sont les symptômes ordinaires.

La *chorée* apparaît au déclin du rhumatisme et évolue comme toute chorée de Sydenham (voir *Chorée de Sydenham*).

PRONOSTIC. — Le pronostic du rhumatisme chez l'enfant est donc plus grave que chez l'adulte à cause de l'endocardite. Les nodosités péri-articulaires sont toujours accompagnées d'endocardite.

DIAGNOSTIC. — Il peut présenter des difficultés plus grandes que chez l'adulte, les enfants localisant mal les douleurs.

L'absence du rhumatisme avant l'âge de cinq ans et l'absence de complications du côté de l'endocarde permet d'éliminer la *rachitisme*, la *maladie de*

Barlow, la *pseudo-paralysie syphilitique* de Parrot.

Le *mal de Pott* se reconnaît à l'absence, de troubles articulaires et au défaut de souplesse de la colonne vertébrale.

Les *polynévrites* ne tardent pas à déterminer de atrophies musculaires.

Les *douleurs de croissance*, qui peuvent s'accompagner de fièvre, ne déterminent pas de gonflement articulaire.

L'*ostéomyélite* est localisée en un seul point, la température est élevée et l'évolution renseigne rapidement.

Le *purpura rhumatoïde* se reconnaît à l'éruption.

Le *rhumatisme post-infectieux*, ordinairement scarlatin, se reconnaît à la desquamation, à la langue dépouillée, à l'absence d'endocardite.

Le *rhumatisme blennorragique* est moins fugace ; il coexiste avec une conjonctivite ou une vulvite, qu'on doit toujours rechercher en cas de rhumatisme.

Traitement. — Le *salicylate de soude* doit être donné dès le début, à titre de préventif, contre les complications cardiaques ; les enfants le supportent encore mieux que l'adulte : 3 à 4 grammes en potion, de 5 à 10 ans.

S'il y a échec, on peut lui *associer* l'antipyrine, le bi-carbonate de soude.

Localement le *salicylate de méthyle* en enveloppements ouatés.

XXVII. — OREILLONS

Synonymie. — *Parotidite catarrhale, fièvre ourlienne.*

Étiologie. — On peut contracter les oreillons *à tout âge*, mais les enfants y sont particulièrement exposés, à cause de la contagion dans les écoles.

Contagion. — Elle est constante et peut presque toujours être retrouvée.

La contagion est ordinairement directe, quelquefois indirecte, par l'intermédiaire de vêtements par exemple.

Le sujet atteint d'oreillons est contagieux pendant toute la période de tuméfaction ; mais il est même contagieux avant, pendant la période d'invasion.

Les oreillons surviennent par *épidémies d'écoles* peu diffusibles.

Une première atteinte confère l'*immunité*.

Anatomie pathologique. — On a seulement relevé des lésions congestives et de la diapédèse.

Bactériologie. — Laveran et Catrin ont rencontré dans la salive, dans l'urine et dans le sang, un coccus qui ne s'est pas montré pathogène pour les animaux.

Bordas a retrouvé le même organisme.

Pathogénie. — La parotide est la porte d'entrée d'une septicémie qui se traduit par les complications à distance (orchite, etc.).

Symptômes. — Les oreillons débutent après une période d'**incubation** de 20 jours ; ce qui rend difficile la prophylaxie de la maladie.

Début. — Le début est quelquefois annoncé par un petit mouvement fébrile, autour de 38°, un peu de fatigue. Le plus souvent, ce sont les symptômes parotidiens qui attirent l'attention.

État. — La face présente un aspect caractéristique ; un *gonflement*, siégeant sur la branche montante du maxillaire, apparaît d'un côté.

Au bout de quelques jours, l'autre côté est envahi. La figure prend alors la forme d'une poire, car la tuméfaction se termine assez brusquement du côté du cou.

Au niveau de la tuméfaction, la peau est normale; exceptionnellement elle est rosée.

Dans quelques cas rares, la tuméfaction est énorme, déjette le pavillon de l'oreille et gêne la mastication.

La tuméfaction peut les jours suivants envahir la *glande sous-maxillaire* (tuméfaction sus-hyoïdienne) et plus rarement la glande sub-linguale (tuméfaction du plancher de la bouche).

La *douleur* est ordinairement une simple sensation de tension; elle est exagérée par la mastication et par la simple vue des aliments (sécrétion parotidienne). Dans beaucoup de cas, elle manque complètement.

L'*état général* reste bon; quelquefois il y a un léger mouvement fébrile qui ne dure pas.

Durée. — Au bout de quelques jours, le malade ne conserve plus que sa tuméfaction parotidienne qui met 10 à 20 jours à disparaître.

TERMINAISONS. — La *résolution* est constante.

Les cas où on a constaté la suppuration n'étaient pas de la fièvre ourlienne.

Cependant on a mentionné quelques parotidites suppurées épidémiques dans des agglomérations.

COMPLICATIONS. — Sont exceptionnelles chez l'enfant.

L'*orchite*, qui est si fréquente chez l'adulte (1/3), n'existe pas avant la puberté. Rappelons qu'elle se produit pendant la convalescence et qu'elle s'accompagne de phénomènes généraux très intenses (température élevée, délire, vomissements).

L'endocardite, la néphrite, la polynévrite, le rhumatisme, le vertige de Ménière avec surdité sont des exceptions.

Forme grave. — Avec état adynamique, a été observée quelquefois.

Pronostic. —La fièvre ourlienne est une maladie bénigne, d'autant plus que, conférant l'immunité avant la puberté, elle met à l'abri d'une orchite ourlienne, si fréquente chez l'adulte.

Diagnostic. — Toujours facile.

Les *parotidites secondaires* à la variole, à la fièvre typhoïde, à la pneumonie, à l'athrepsie sont unilatérales, suppurent souvent et ne sont pas épidémiques.

La *périostite alvéolo-dentaire*, principalement celle qui est liée à l'évolution de la dent de sagesse, est unilatérale, très douloureuse, s'accompagne de phénomènes généraux et aboutit à la suppuration.

Traitement. — *Prophylaxie*. — Les sujets ayant été en contact avec des ourliens sont suspects pendant trois semaines.

Traitement. — Il consiste en repos au lit et régime lacté pendant quelques jours.

XXVIII. — COQUELUCHE

Étiologie. — La coqueluche est *très fréquente*, surtout avant 7 ans ; la plupart des malades ont *de 1 à 3 ans*.

Les *temps* froids et humides favorisent la dissémination de la maladie en rendant plus vulnérable l'appareil bronchique.

Aucun tempérament n'échappe à la coqueluche; son étiologie se résume presque dans l'étude de la *contagion*.

La contagion se fait ordinairement par la projection ou la dissémination des *mucosités*.

La coqueluche est contagieuse dès l'invasion de la maladie, avant les quintes caractéristiques.

Aussi la coqueluche est-elle très diffusible ; elle est plutôt endémique, avec recrudescences, qu'épidémique.

Une première atteinte confère l'*immunité*.

Bactériologie. — Afanassiew avait décrit un bacille.

Czaplevski et Hensel ont retrouvé le même bacille qu'ils ne croient pas pathogène et un petit bacille analogue au bacille de Pfeiffer qu'ils croient actif.

Les preuves expérimentales manquent.

Pathogénie. — On peut considérer la coqueluche comme une *bronchite spécifique*, déterminant une toxi-infection. La partie du système nerveux atteinte est diversement interprétée : est-ce le larynx, le pneumogastrique ou les centres ?

Anatomie pathologique. — Résultats négatifs ; elle a seulement montré que l'adénopathie trachéo-bronchique invoquée par Guéneau de Mussy est inconstante.

On a cru trouver de la névrite du pneumogastrique.

Symptômes. — L'*incubation* est d'environ une semaine.

Début. — *Période catarrhale*. — La coqueluche débute comme une bronchite vulgaire. Il y a du catarrhe des muqueuses : yeux rouges, éternuements, etc.

La toux n'a pas grand caractère, à part ce fait qu'elle est *disproportionnée* et *opiniâtre*.

La température peut s'élever autour de 38° sans régularité.

Cette période dure une quinzaine de jours; souvent elle passe inaperçue.

État. — Période des quintes.

La *quinte* éclate brusquement. Sentant un chatouillement au larynx l'enfant s'arrête et prend position. Survient une série d'expirations toussées, sans inspirations intermédiares, puis une large inspiration bruyante, *chantante comme le cri du coq*, les mêmes phénomènes se produisent 4 ou 5 fois de suite, puis survient un temps d'arrêt.

L'arrêt peut être défininif ; ordinairement après une demi-minute de repos complet la série recommence ; c'est la *reprise*.

Chaque reprise est suivie de l'*expectoration* d'une matière filante, et, si le repas n'est pas éloigné, elle détermine des *vomissements*.

Pendant chaque reprise, la figure de l'enfant devient *turgescente*. Dans l'intervalle la figure reste injectée et quelquefois bouffie.

Les quintes sont en nombre variable, ordinairement 10 à 30 ; elles peuvent se produire la nuit et le jour.

Pendant cette période l'état général reste bon la *température normale*, sauf complication infectieuse.

La *durée* est 1 à 2 mois.

Terminaison. — Période de déclin.

Les quintes deviennent plus rares et moins nettes.

La toux apparaît dans l'intervalle des quintes et elle aboutit quelquefois au rejet de crachats muco-purulents, analogues aux crachats nummulaires.

Puis cette bronchite cesse et l'enfant est guéri.

Mais souvent ce cours normal est interrompu par des **rechutes** caractérisées par le retour des quintes.

Formes. — *Forme fruste.* — Les quintes manquent et sont remplacées par une sorte d'expiration brève et aboyante.

Forme grave. — Au-dessus de 40 quintes par jour, le pronostic devient sérieux.

Complications. — La violence des quintes peut occasionner des *troubles mécaniques* : hémorragies nasales, sous-conjonctivales, hernies, prolapsus du rectum, emphysème pulmonaire aigu, emphysème généralisé, pneumothorax, etc.

Les *vomissements* incessants peuvent devenir une cause de dénutrition.

Ulcération du frein de la langue (*maladie de Riga*). — C'est une petite plaque blanc-jaunâtre de forme losangique, ordinairement superficielle. On l'a rencontrée dans toutes les maladies déterminant des accès répétés de toux (dilatation bronchique). C'est une lésion mécanique résultant de la projection de la langue contre les dents pendant la toux. Elle présente une certaine utilité pour le diagnostic.

L'*asystolie* est exceptionnelle.

Spasme de la glotte. — Au cours d'une quinte, les inspirations bruyantes ne se produisent pas et l'enfant asphyxie.

Broncho-pneumonie. — Elle survient à toutes les périodes. Pendant la période des quintes, elle se traduit par l'élévation de la température, la diminution des quintes (*febris spasmos solvit*), la dyspnée. A l'auscultation, râles multiples, et au bout de quelques jours, zones soufflantes. La mort est presque constante dans le milieu hospitalier.

Paralysies. — Pendant la période des quintes (hémorragie méningée mécanique).

CONVALESCENCE. — Même guéri de sa coqueluche, et surtout quand elle a été grave, l'enfant reste longtemps affaibli.

Il garde *l'habitude de tousser* en quintes, ce qui put faire croire à des rechutes.

Enfin, autant que la rougeole, la coqueluche prédispose à la *tuberculose* sous toutes ses formes (adénopathie trachéo-bronchique, péritonite, méningite, tuberculose osseuse).

PRONOSTIC. — Toujours réservé. Le jeune âge, le grand nombre des quintes, les vomissements incessants, l'hospitalisation, les maladies antérieures sont de mauvais facteurs.

Parmi les complications, l'emphysème généralisée, la *broncho-pneumonie* sont très graves.

La *tuberculose* est toujours à craindre après une coqueluche.

DIAGNOSTIC. — *a*) *Avant les quintes.* — La *rougeole* avant l'éruption peut prêter à confusion, l'erreur n'est pas de longue durée. L'intensité des phénonènes généraux, le signe de Köplick font faire le diagnostic.

La *grippe* est encore plus difficile à distinguer. La notion d'épidémicité et de contagion est précieuse dans ce cas.

b) *Pendant la période des quintes.* — Le diagnostic s'impose si on assiste à l'une d'elles.

L'*adénopathie trachéo-bronchique* donne une toux dite coqueluchoïde; mais ici l'inspiration bruyante manque ; il y a des signes d'auscultation évidents.

c) *Quand on n'assiste pas à une quinte.* — On doit demander si l'enfant *crache* après la toux, rechercher l'*ulcération sublinguale*, abaisser fortement la base de la langue avec une cuiller pour *chercher à provoquer une quinte.*

Traitement. — *Prophylaxie.* — Isolement des sujets malades ; surveiller pendant 10 jours les enfants suspects.

Thérapeutique. — Faire garder la chambre pour éviter la contagion.

Nourriture légère et substantielle.

Contre les quintes, on a essayé tout et rien n'a réussi : belladone, bromoforme, aconit, drosera, antipyrine, bromures.

En cas de *vomissements* débilitant le petit malade: faire prendre le repas aussitôt après les quintes. Badigeonnages du larynx à la cocaïne.

A la *fin de la maladie*, la guérison peut être hâtée par le changement d'air.

XXIX. — FIÈVRE TYPHOIDE

Étiologie. — La fièvre typhoïde est *fréquente* dans l'enfance, quelquefois plus qu'à l'âge adulte dans certaines épidémies.

Les causes prédisposantes ont peu d'influence à cet âge.

La *contamination* se fait par l'*eau de boisson*, le *lait*, souvent coupé d'eau dans les villes.

Chez le nourrisson, certains cas doivent être attribués à l'*allaitement* par une nourrice typhique.

Bactériologie. — La fièvre typhoïde est causée

par le bacille d'Eberth. Les infections secondaires sont fréquentes.

PATHOGÉNIE. — La fièvre typhoïde est une entérite, mais elle est aussi et surtout une *septicémie*, particulièrement chez l'enfant. En effet, chez l'enfant, la fièvre typhoïde évolue avec un minimum de symptômes intestinaux.

ANATOMIE PATHOLOGIQUE. — A l'autopsie, on trouve de la *tuméfaction molle* des plaques de Peyer; la tuméfaction dure, les ulcérations sont rares.

La *rate* et les *ganglions mésentériques* sont fortement augmentés de volume. La tuméfaction ganglionnaire se rencontre rarement à ce point dans les gastro-entérites.

SYMPTÔMES DE LA FORME ORDINAIRE. — **Début.** — Il peut présenter une certaine brusquerie. Un enfant en bonne santé est pris de frissons, de fièvre, s'alite. Il a des vomissements, quelquefois des épistaxis.

La température peut atteindre 40° le deuxième soir.

Etat. — La *langue* est rosée à la pointe et sur les bords, jaunâtre sur le reste de son étendue; elle reste humide.

Il y a par jour 2 ou 3 *selles* diarrhéiques, de couleur jaune-cire, fétides. Quand l'enfant est très jeune, il laisse aller sous lui, sans que, pour cela, la forme de la maladie soit très grave. Quelquefois, il y a de la constipation.

Le ventre est à peu près normal. A sa surface on trouve le 8e jour des *taches rosées lenticulaires*, de couleur rosée, s'effaçant sous le doigt, au nombre de 10 à 30. Souvent elles manquent.

La *rate* est grosse; il est surtout facile de la sentir par la palpation, en relevant la paroi abdominale sous le bord des fausses-côtes.

Le *poumon* renferme quelques râles sibilants ; l'enfant tousse un peu.

L'*état général* n'est pas mauvais ; l'appétit est très diminué, mais non aboli ; le malade accuse une céphalalgie assez intense.

Dans la journée, il est très éveillé et reste assis sur son lit ; le soir, il est plus abattu, quelquefois un peu délirant.

La *température* du soir atteint 39, 5 ou 40° ; le matin, ou bien elle est encore élevée (39°) ; ou bien elle subit dès les premiers jours une très forte rémission, vers 38° (fièvre rémittente infantile).

Marche. — Cet état persiste pendant une, deux ou trois semaines, puis la température tombe, la diarrhée diminue et le malade entre en convalescence.

Convalescence. — L'enfant est pâle, maigre ; le pouls est lent et irrégulier. La peau est sèche, rugueuse (desquamation de la fièvre typhoïde liée aux sudamina) ; il y a quelquefois des vergetures.

L'appétit est vorace ; les cheveux tombent ; la taille s'accroît d'une façon insolite.

FORMES. — La forme moyenne, décrite ci-dessus diffère sensiblement de la fièvre typhoïde de l'adulte principalement par l'absence d'adynamie et par le peu d'importance des phénomènes gastro-intestinaux.

Forme grave.—Identique à celle de l'adulte.

Température continue, adynamie avec carphologie, diarrhée profuse, météorisme, langue de perroquet.

La guérison est cependant ordinaire. La convalescence est longue.

Forme abortive. — Fébricule typhoïde, embarras gastrique fébrile. Symptômes très peu accentués, guérison rapide.

Cette forme est fréquente chez l'enfant.

Forme du nourrisson. — Température continue, Ballonnement du ventre, diarrhée légère; tuméfaction de la rate; taches rosées, phénomènes méningitiques : abattement, photophobie, gémissements, attitude en chien de fusil.

La mort survient, dans la moitié des cas, avec des accidents cholériformes.

Complications. — Les hémorragies, les perforations intestinales, la myocardite, la mort subite, la mort en adynamie, les artérites, les escharres, les parotidites; le laryngo-typhus ont été observés exceptionnellement.

Otite suppurée, très fréquente.

Broncho-pneumonie, principalement chez les très jeunes enfants.

Phénomènes méningitiques, analogues à ceux de la forme du nourrisson. La guérison est ordinaire, sauf le cas de méningite véritable.

Ostéomyélite à bacille d'Eberth, siégeant principalement au tibia et aux côtes, phlegmoneuse ou froide d'emblée.

Rechutes.— Elles sont particulièrement fréquentes chez l'enfant, surtout après les formes légères. L'influence d'une alimentation trop précoce est souvent invoquée.

Les symptômes sont ceux d'une forme moyenne; les taches rosées apparaissent plus rapidement. La terminaison bénigne est la règle.

Diagnostic. — Il est souvent difficile, parce que l'enfant réagit à la plupart des infections par des phénomènes nerveux et gastro-intestinaux.

Les *fièvres éruptives*, l'*ostéomyélite* sont éliminées en quelques jours par l'observation de la marche de la maladie.

La *grippe* s'accompagne d'asthénie plus complète ; la température est moins continue; la rate n'est pas tuméfiée.

La *méningite tuberculeuse* possède des prodromes, s'accompagne d'amaigrissement, de troubles oculaires, de troubles du pouls, de rétraction du ventre et de constipation.

La *pneumonie* a un début plus brusque, une respiration spéciale, de l'injection de la face. Il ne faut pas toujours compter sur les phénomènes stéthoscopiques.

La *granulie* est caractérisée par l'amaigrissement précoce, le toux quinteuse, la dyspnée disproportionnée.

Dans tous les cas douteux, le *séro-diagnostic de Widal* doit être pratiqué :

On pique l'extrémité d'un doigt avec une lame fine; on presse le doigt de la racine vers l'extrémité et on arrive ainsi à recueillir un demi-centimètre cube de sang.

Prenant une goutte du sérum, on la mélange à 9 gouttes de culture jeune de bacille d'Eberth dans le bouillon.

On examine entre lame et lamelle avec un fort objectif sec. Dans le cas de fièvre typhoïde, les bacilles sont agglutinés entre eux et le liquide est clair. Il faut quelquefois attendre une heure ou deux pour que la réaction se produise.

Elle peut être retardée de plusieurs jours dans les fièvres typhoïdes très graves, et peut-être un peu plus souvent chez l'enfant.

Traitement. — *Dans tous les cas*, régime lacté.

Forme légère. — Quelques purgatifs et un lavement tous les jours.

Forme grave. — Bains froids. Quinine.

Bien surveiller et nettoyer la bouche et le nez.

En cas de collapsus cardiaque, les injections sous-cutanées de caféine et de strychnine sont indiquées.

Reprise de l'alimentation. — Un œuf, huit jours après la dernière élévation de température.

XXX. — VARICELLE

Synonymie. — *Petite vérole volante.*

Etiologie. — L'*âge* le plus communément atteint est de 2 à 7 ans.

Il existe peut-être des *causes prédisposantes* : rougeole et coqueluche antérieures.

La cause prochaine est toujours la *contagion* : elle peut être directe ou indirecte, peut même se faire par l'intermédiaire d'une personne qui n'en est pas atteinte.

Elle est donc extrêmement contagieuse.

Nature. — On a prétendu que la varicelle est une variole atténuée. Le fait que ni la vaccination, ni même la variolisation n'immunise contre la varicelle est un argument en faveur du contraire.

Mais il est certain que la varicelle est plus fréquente au cours des épidémies de variole.

En résumé il est probable que la varicelle est une maladie spécifique, distincte des autres fièvres éruptives.

Symptômes. — L'*incubation* est très exactement de 14 jours, période importante à connaître pour la prophylaxie.

Début. — Quelquefois annoncé par une *élévation thermique* et rarement par des phénomènes généraux intenses : vomissements, rachialgie, analogues à ceux de la variole.

Quelquefois, dans cette période, se montrent des érythèmes scarlatiniformes, *rash pré-varicelliques.*

Mais tous ces cas sont rares; le plus souvent, le premier symptôme observé est l'*éruption*.

Etat. — Les éléments éruptifs de la varicelle apparaissent pour les uns sur le tronc, pour d'autres sur la face.

Au début, c'est une *macule;* mais ce stade est rarement observé. Survient en quelques heures une *bulle cristalline, ovalaire,* de la grosseur moyenne d'une lentille. Elle contient un liquide limpide, et elle est située sur une base rosée, légèrement indurée.

Les éléments se développent sur le tronc, la face, les membres, jamais à la paume des mains, ni à la plante des pieds.

Ils sont le siège d'un prurit modéré, ou même nul.

Lorsque la bulle est déchirée, le liquide s'écoule, la couche épidermique reste ou est arrachée.

Puis l'élément éruptif subit des sorts différents : ou bien la *disparition* est complète; ou bien l'élément devient une *pustule, qui s'ombilique,* comme celles de la variole.

Les *muqueuses* peuvent être atteintes : à la bouche, ce sont des érosions à peine douloureuses, siégeant principalement à la face interne des joues et sur les piliers (presque constantes); on en a vu à la vulve, sur la conjonctive, sur le larynx.

Marche. — La marche est irrégulière; elle se fait par *poussées* successives. A chaque poussée, le nombre de bulles est variable ; le nombre est toujours facile à compter et les éléments ne sont pas confluents.

TERMINAISONS. — La varicelle guérit ordinairement *sans cicatrices;* mais dans quelques cas des pustules se forment spontanément, qui laissent des cicatrices varioliformes étoilées et indélébiles.

COMPLICATIONS. — Elles sont exceptionnelles.

Laryngite avec tirage continu par éruption laryngienne.

Gangrène disséminée de la peau. S'observe surtout dans le milieu hospitalier et chez les sujets cachectiques.

Albuminurie tardive, se terminant par guérison.

On a signalé des cas mortels de *varicelle hémorragique*, qui ont atteint des prédisposés.

PRONOSTIC. — Bon, sauf chez les enfants cachectiques, où la varicelle peut déterminer des infections cutanées.

La possibilité des *cicatrices* doit entrer en ligne de compte dans le pronostic.

DIAGNOSTIC. — En général facile.

L'*impétigo*, l'*herpès* ne siègent qu'à la face.

L'*érythème polymorphe bulleux* est rarement isolé, et se reconnaît aux éléments noueux des jambes.

Le *pemphigus* est épidémique, les éléments sont plus grands; il n'y a pas d'exanthème.

La *varioloïde discrète* est précédée de phénomènes généraux plus accentués; les pustules sont d'emblée indurées et non bulleuses; des éléments peuvent exister à la paume des mains et à la plante des pieds.

Enfin toutes les lésions sont contemporaines,

tandis que l'éruption de la varicelle se fait par poussées.

Traitement. — Consiste dans la désinfection cutanée pour prévenir les complications.

L'isolement des *sujets suspects* doit être maintenu pendant quinze jours.

XXXI. — VACCINE

La vaccine est une maladie commune au cheval (*horse-pox*), aux bovidés (*cow-pox*) et à l'homme.

Le micro-organisme est encore tout à fait inconnu.

Rapports avec la variole. — La variole confère à l'homme l'immunité contre la vaccine et contre elle-même ; de même la vaccine confère à l'homme l'immunité contre la variole et contre elle-même.

La variole inoculée à la génisse (ce qui est difficile) prend après plusieurs passages tous les caractères de la vaccine (variolo-vaccin, usité en Allemagne).

En présence de ces faits, les uns pensent que l'identité entre la variole et la vaccine est établie ; d'autres, que ces arguments sont peut-être spécieux, mais insuffisants.

Conditions et effets de la vaccination. — La vaccination peut être effectuée *dès la naissance*. Il faut se souvenir que le nouveau-né est particulièrement difficile à inoculer (surtout si la mère a été revaccinée récemment) et qu'on doit tenter sur lui trois essais.

Dans le cas où la vaccination n'aurait pas été faite et où la nécessité s'en ferait sentir, il faut en connaître les *contre-indications* : maladie aiguë, impétigo et eczéma généralisés. Mais, en cas de nécessité absolue, il n'existe aucune contre-indication.

La vaccination confère à l'égard d'elle-même et de la variole une *immunité temporaire*, qui peut être évaluée chez l'enfant à 7 ans.

Il faut donc au bout de 7 ans pratiquer la *revaccination*.

Lorsque le *résultat est positif*, la réaction locale est plus forte que la première fois. L'immunité nouvelle dure une dizaine d'années et en tous cas les revaccinés ne meurent pas de variole.

Lorsque le *résultat est nul* (fausse vaccine ou résultat nul), on admet que l'immunité conférée est de 3 ans.

TECHNIQUE. — La région est choisie suivant le sexe : pour les garçons, la région deltoïdienne; pour les filles, la cuisse ou le mollet.

La région est lavée au savon (pas de solution antiseptique) et asséchée au coton hydrophile.

On charge l'instrument vaccinateur (aiguille à cataracte, bistouri, vaccinostyle, épingle en cas de pénurie).

L'inoculation peut être faite en piqûres ou mieux en petites *scarifications* parallèles qui sont plus efficaces, et donnent plus de succès avec le même vaccin.

La place vaccinée n'est pas essuyée; chez les sujets indociles ou prédisposés aux inoculations par grattage (eczémateux), il est bon de mettre un pansement occlusif.

SYMPTÔMES. — **Incubation.** — Trois jours. Pendant cette période on constate quelquefois une rougeur : *fausse vaccine*.

Début. — Le 4e jour, macule rouge.

Etat. — Le 7e jour, maturité de l'éruption. Au

point d'inoculation siège une *pustule;* au centre dépression (l'ombilication); sur la plus grande partie de la surface, bord festonné, nacré; autour, une aréole inflammatoire.

Le 9ᵉ jour, l'aspect devient purulent.

Pendant cette période, il y a une *réaction locale* (adénite plus ou moins rouge et douloureuse) et une *réaction générale* inconstante (fièvre entre 38 et 40° pendant le 7ᵉ et le 8ᵉ jour).

Marche. — La dessiccation commence le 12ᵉ jour. La croûte tombe après quatre semaines.

ANOMALIES. — *Vaccine retardée* pour toutes les pustules (jusqu'au 30ᵉ jour).

Vaccine retardée inégalement pour les différentes pustules.

Pustules vaccinales secondaires par inoculation, possible entre le 5ᵉ et le 7ᵉ jour. Ces pustules évoluent plus vite que les primitives et arrivent en même temps qu'elles à dessiccation.

Elles succèdent à des lésions de grattage; chez les eczémateux, elles peuvent être absolument généralisées et causer la mort.

Vaccine généralisée secondaire sans inoculation. — Mise en doute par certains auteurs, éruption généralisée de pustules vaccinales apparaissant du 5ᵉ au 8ᵉ jour.

Les phénomènes généraux sont intenses; mais la mort est exceptionnelle.

Le diagnostic de ces cas doit être fait avec la variole inoculée au cours de la vaccination. Le critérium est l'inoculation variolique secondaire, qui peut être positive dans le cas de vaccine.

Vaccinoïde, fausse vaccine; apparaît dès le 2ᵉ jour, n'aboutit pas à la pustulisation.

On admet qu'elle confère l'immunité (douteux).

Vaccine latente sans éruption, avec immunité. Prouvée par quelques cas, mais doit toujours être mise en doute.

COMPLICATIONS. — Elles sont exceptionnelles.

Eruptions vaccinales généralisées. — Nous avons vu déjà l'*éruption pustuleuse* de vaccine généralisée.

Roséole morbilliforme vers le 10e jour.

Purpura. — Vaccine hémorragique à terminaison bénigne.

Pemphigus généralisé. — Plus grave et plus fréquent chez les enfants cachectiques.

Eczéma aigu, ecthyma, furonculose.

Infections locales. — *Impétigo, eczéma local.*

Vaccine ulcéreuse avec ou sans phlegmon, septicémie possible.

Erysipèle au point de vaccination. Très grave dans les agglomérations.

Syphilis vaccinale. — Pouvait se produire quand on vaccinait de bras à bras, pratique qui est presque abandonnée.

Il faut que l'enfant vaccinifère ait atteint 3 mois, âge après lequel la syphilis héréditaire est exceptionnelle.

En cas de syphilis vaccinale, le chancre apparaît après la guérison de la pustule vaccinale.

XXXII. — VARIOLE

ÉTIOLOGIE. — La variole est particulièrement fréquente et grave chez les enfants.

La cause immédiate est la *contagion*. C'est une des maladies le plus facilement transportables à distance par contagion médiate ; la voie aérienne n'est plus admise ; il s'agit de contact de personnes ou d'objets.

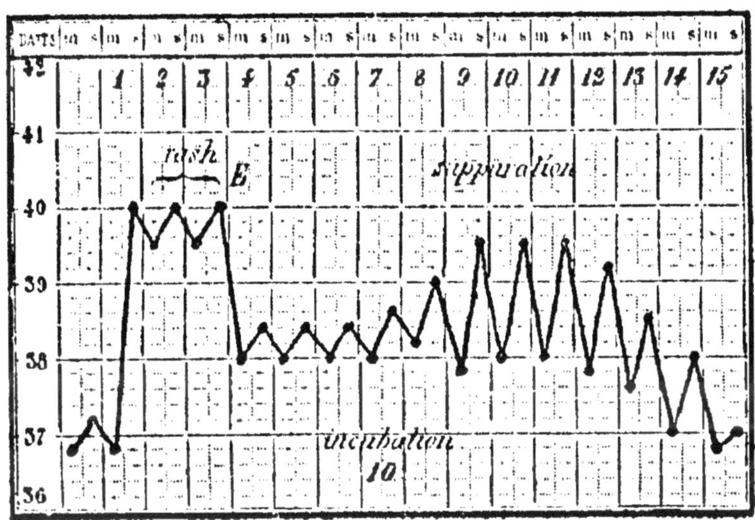

Fig. 3. — Courbe de la température dans la variole.

Bactériologie. — Roger et Weil (1900) ont trouvé dans les pustules et dans le sang des corpuscules arrondis, du diamètre de 2μ, colorables, qu'ils ont cultivés et dont les cultures sont pathogènes pour le lapin au même titre que la variole. Ce seraient des *sporozoaires*.

Symptômes. — L'*incubation* et de 9 à 10 jours.

Début. — Il est extrêmement brusque ; il est annoncé par des frissons, des vomissements, des sueurs abondantes.

La *diarrhée* est un symptôme particulier aux enfants.

Une *rachialgie* intense condamne le malade au repos.

L'état général est très atteint ; l'enfant est somnolent ; les convulsions sont assez fréquentes et peuvent entraîner la mort rapide.

La température se tient aux environs de 40° (fig. 3).

Cette période dure *trois jours*, elle est quelquefois caractérisée par la présence d'éruptions fugaces nommées *rashs ;* le plus fréquent est un rash scarlatiniforme, siégeant dans la région inguino-crurale ; quelquefois les rashs sont morbilliformes. Ils ont pour caractère commun de siéger sur le tronc.

Eruption. — Elle apparaît le 4e jour.

L'état général devient tout à coup meilleur, l'enfant se réveille et reprend de la gaîté. La température tombe aux environs de 38° (fig. 3).

L'éruption suit une *marche* bien déterminée : les premiers éléments se montrent sur le voile du palais et sur les piliers, puis sur la face, les extrémités des membres (toujours la *paume des mains* et la plante des pieds), les membres et le tronc. Ce cycle est parcouru en 48 heures ; après cette époque le nombre des éléments *reste constant*, et s'il paraît augmenter c'est une apparence due à l'augmentation de surface.

Constituée, l'éruption *prédomine* au front, au dos des mains, aux cous-de-pied, et dans le dos.

Description de l'élément isolé. — L'élément initial est une papule ; trois jours après, le centre prend la couleur d'une brûlure superficielle ; cinq jours après, on dirait que le centre est infiltré de pus, c'est une *pustule* ; elle ressemble à une tache de cire figée (Trousseau).

Dans le dos et sur les poignets, les pustules sont *ombiliquées*, c'est-à-dire déprimées en leur centre.

Sur le *pharynx*, les éléments sont d'abord papuleux et très rapidement ulcéreux et grisâtres.

Effets de l'éruption. — Dans le pharynx, dysphagie.

A la face, tuméfaction des paupières, gène de la préhension des aliments.

A la plante des pieds, picotements.

Aux extrémités en général, gonflement œdémateux.

Suppuration. — Vers le 8e ou le 9e jour, des pustules s'ouvrent, laissent suinter du *pus*, s'entourent d'une zone inflammatoire.

Les effets de l'éruption (gonflement) augmentent d'intensité.

Les parties atteintes se couvrent de *croûtes* mellicériques, sous lesquelles se fait le suintement; le tout dégage une *odeur fade* et nauséeuse.

Les parties recouvertes d'épiderme difficile à disjoindre deviennent le siège de petits abcès sous-épidermiques.

Pendant ce temps, la fièvre se rallume et prend le type irrégulier et oscillant des fièvres de suppuration.

La durée de cette période est indéterminée; elle varie de 2 à 10 jours.

Dessiccation. — Finalement, la production du pus cesse, la température redevient normale, les œdèmes diminuent.

Les croûtes tombent, laissant une surface épidermisée rosée, qui peu à peu prend un aspect cicatriciel.

FORMES. — *Forme cohérente ou confluente secondaire.* Décrite ci-dessus; les éléments arrivent à se joindre sur la face à la période inflammatoire; leur taille est normale.

Forme confluente. — Eléments tellement serrés qu'ils sont plus petits que normalement.

Cette forme est grave et ne se rencontre que chez les sujets non vaccinés ; elle est donc rare.

La période d'invasion est écourtée (deux jours).

La rémission fébrile qui accompagne l'apparition de l'éruption est moins nette ou manque.

L'énanthème intense détermine une dysphagie insupportable, qui est la principale cause des souffrances.

Les extrémités très œdématiées sont le siège de douleurs insupportables.

La mort est fréquente en adynamie.

Forme discrète. — Les éléments sont gros, et n'arrivent pas à se rejoindre.

Varioloïde.— Quelle que soit l'abondance de l'éruption d'ailleurs, les éléments ne suppurent pas et se dessèchent d'emblée. Pas de fièvre de suppuration.

Variole hémorragique primitive. — Cette forme peut atteindre des sujets vaccinés antérieurement ou déjà variolisés.

La période d'invasion est très particulière ; l'état général est très profondément atteint ; il y a des rash purpuriques aux membres inférieurs et à la région inguinale.

Cependant la température reste peu élevée.

L'éruption est discrète, sort mal.

Des hémorragies se produisent : pharyngiennes (aspect de grains de tabac à priser sur le voile), cutanées, conjonctivales, pulmonaires, intestinales, rénales.

La mort, presque constante, survient en adynamie avant la suppuration.

Variole hémorragique secondaire. — Elle ne

manifeste ses tendances hémorragiques qu'après la pustulisation. Beaucoup moins grave.

Complications. — *Phlegmons*, et pyémie consécutive.

Atteinte de la vue. — Exceptionnellement par pustules cornéennes, mais plutôt par rétention du pus conjonctival sous les paupières tuméfiées.

Myocardite.

Néphrite de la convalescence.

Broncho-pneumonie. — Principalement quand les sujets sont hospitalisés et dans les cas à dysphagie intense.

Entérite. — Spéciale aux enfants et très grave.

Pronostic. — Le pronostic est plus grave chez les enfants jeunes, dans les cas de variole confluente; il est toujours mortel dans la variole hémorragique primitive; et souvent dans la broncho-pneumonie et dans l'entérite.

Diagnostic. — Avant l'éruption, le diagnostic est très incertain. Néanmoins une réaction fébrile aussi violente ne peut appartenir qu'à un nombre de maladies limité : *pneumonie, grippe, méningite, fièvre typhoïde grave.*

L'éruption entraîne le diagnostic.

La *rougeole boutonneuse* s'accompagne de température élevée, de toux grasse.

La *varicelle* est bulleuse, tardivement ombiliquée, procède par poussées; les éléments ne siègent pas dans la paume des mains.

Traitement. — Consiste surtout dans l'hygiène des téguments et des muqueuses (bouche, conjonctive).

En cas d'agitation et d'hyperpyrexie : bains froids et antipyrétiques.

XXXIII. — ROUGEOLE

Étiologie. — La plupart des enfants atteints ont de 1 à 5 ans, mais la rougeole peut se rencontrer en dehors de ces limites.

La cause immédiate est la *contagion*.

La contagion indirecte est exceptionnelle dans la rougeole.

La contagion est toujours *directe*; elle se fait à distance faible ou par contact immédiat; elle est déterminée par la projection au cours de la toux de particules de mucus nasal ; il existe donc une *zone dangereuse;* au-delà, la contagion ne se fait pas.

L'agent inconnu du contage est *très peu vivace:* au plus 3 heures; la désinfection est donc inutile et s'opère spontanément (il n'en est pas de même dans le cas de broncho-pneumonie).

La *durée de la contagiosité* d'un sujet atteint de rougeole est celle de la période d'invasion seulement; dès que l'éruption apparaît, et certainement dès le second jour, il n'est plus contagieux. Mais il y a des exceptions à cette règle; et en pratique il faut isoler dix jours.

Une première atteinte confère l'*immunité;* mais les récidives et même les rechutes sont beaucoup plus fréquentes que dans les autres fièvres éruptives. D'ailleurs ces cas sont d'un diagnostic délicat, car souvent on étiquette *rougeoles* des rubéoles et des érythèmes d'origine gastro-intestinale.

La rougeole est plutôt *endémique* qu'épidémique.

Bactériologie. — L'agent infectieux n'est pas encore connu avec certitude. Pielicke et Canone ont trouvé dans le sang un bacille, retrouvé par Barbier dans le mucus nasal.

Lesage a décrit une bactérie dans le sang (1900).

Pathogénie. — Quelle qu'en soit la nature, l'infection morbilleuse est une *rhino-trachéite spécifique*, qui détermine une *toxémie*, peut-être une septicémie.

Le principal danger réside dans les *infections secondaires*, si fréquentes dans le milieu hospitalier, et si graves.

Symptômes. — L'*incubation* est de 8 à 10 jours; l'éruption apparaît très exactement le 13e jour après le contage.

Début. — Brusque par frissons, élévation de température et catarrhe des muqueuses.

Période d'invasion. -- Les yeux sont rouges et larmoyants ; le nez est le siège d'un écoulement et de picotements, qui déterminent des éternuements. Ceux-ci, joints à l'injection que provoque la toux, donnent au *visage* un aspect rouge et boursouflé caractéristique.

Il y a une toux rauque, croupale, dite *toux ferine*.

A l'auscultation, on trouve de la bronchite.

Les signes généraux sont assez intenses : la température oscille autour de 39, 5 ; l'enfant est abattu ; quelquefois, il a des convulsions.

Outre le catarrhe des muqueuses, il existe des symptômes assez caractéristiques de la rougeole, qui sont :

Une *défervescence* survenant vers le 4e jour (inconstante).

De la *diarrhée* (inconstante).

Un *énanthème* : comme dans toute affection fébrile, les gencives sont rouges et recouvertes d'un enduit pultacé qu'on peut détacher par simple frôlement (*stomatite érythémato-pultacée*).

Ce qui est beaucoup plus caractéristique, ce sont de petits points blancs, de la grosseur d'une tête d'épingle, multiples, et très adhérents, siégeant à la face interne de la joue aux environs de l'orifice du canal de Sténon, c'est-à-dire au niveau de la dent de 6 ans (*signe de Kœplick*).

Enfin, un peu avant que l'éruption apparaisse sur le corps, il se produit sur le pharynx, le voile et les piliers, un *énanthème* caractérisé par de petits points rouge-foncé sur un fond rouge-vif et ne s'accompagnant pas de signes fonctionnels.

La durée de cette période est de 4 jours en moyenne.

Période d'éruption. — L'éruption apparaît un matin.

Elle *débute* au pourtour des oreilles, et du cuir chevelu, prend la face, et envahit en une journée le reste du corps.

L'*aspect* est spécial : ce sont des macules rosées, s'effaçant complètement sous le doigt. Les dimensions varient depuis le diamètre d'un grain de chenevis jusqu'à celui d'une pièce de 0, 20 centimes. Les éléments sont quelquefois confluents en plaques, mais les bords de ces plaques sont nets et déchiquetés.

Petites anomalies : rougeole boutonneuse, dans laquelle les éléments sont légèrement surélevés, papuleux et rudes au toucher.

Ecchymoses dans l'intervalle des macules (principalement à la face et dans le dos).

Au moment de l'éruption, les *phénomènes catarrhaux* subissent une recrudescence. La langue est humide. L'urine est peu abondante et colorée.

La *toux* reste fréquente, grasse; quand par hasard l'enfant crache, on trouve des crachats muco-purulents, agglomérés comme les crachats nummulaires des phtisiques.

La température se tient un ou deux jours, trois jours quelquefois.

Défervescence. — La température et les phénomènes catarrhaux tombent assez rapidement, en 2 ou 3 jours.

La bronchite persiste quelque temps.

L'éruption pâlit lentement et peut se voir pendant plusieurs jours après la guérison.

La figure et le cou sont le siège d'une *desquamation* furfuracée, qui attire peu l'attention.

Formes. — *Forme abortive.* — La température tombe aussitôt l'apparition de l'éruption.

Formes frustes, dans lesquelles manque ou le catarrhe, ou l'éruption. Il importe de les connaître, puisqu'elles peuvent être l'origine de contagions. Néanmoins ces formes sont plus rares que dans la scarlatine, car l'éruption est moins fugace.

Forme grave. — Sans localisation ; avec état ataxo-adynamique. Elle est exceptionnelle et atteint surtout les débilités.

Forme hémorragique. — Exceptionnelle, caractérisée par les hémorragies multiples, l'atteinte profonde de l'état général. La mort en est la terminaison ordinaire.

Complications. — Les complications de la rougeole sont beaucoup plus fréquentes dans le *milieu hospitalier* où elle atteint des enfants *débilités*, et où les infections secondaires sont quelquefois le fait de la *contagion*.

Souvent aussi il faut incriminer la *reviviscence*

de la virulence des microbes saprophytes de la bouche.

Broncho-pneumonie. — Elle se présente sous deux formes : la première, contemporaine de l'éruption, qui évolue suivant le *type suffocant* (voir *Broncho-pneumonie*), toujours mortelle ; la seconde, *forme de pneumonie lobulaire*, qui est plus tardive et qui guérit quelquefois.

Ce n'est pas sur les signes physiques qu'il faut se baser pour dépister ces complications, mais sur la température, qui monte dans ces cas, et sur le *faciès* dyspnéique de l'enfant (battements des ailes du nez, respiration expiratrice, fréquence des mouvements respiratoires).

Enfin les *formes traînantes*, faisant croire à la tuberculose, sont fréquentes, et il ne faut jamais désespérer dans ces cas.

Laryngites. — *Croup diphtérique.* — La rougeole prédispose nettement à la diphtérie et celle-ci atteint toujours le larynx dans ce cas. Les signes sont ceux du croup ordinaire ; la mort est la terminaison presque constante, le plus souvent elle est causée par la broncho-pneumonie.

Laryngite non diphtérique à tirage continu. — Elle s'observe pendant la convalescence. Elle est due à des ulcérations de la muqueuse du larynx. Cette affection se caractérise par la dysphagie, la dyspnée, l'absence de fausses membranes dans la gorge et sur l'épiglotte.

Il est presque impossible de la distinguer du croup d'emblée, dont elle diffère cependant par sa moindre gravité.

La *bouche* est toujours atteinte dans la rougeole; autrefois on observait le noma ; maintenant on rencontre seulement des fissures péri-buccales très douloureuses et entretenues par les grattages de l'enfant.

Les *gastro-entérites* sont fréquentes. Il faut éviter de purger les rougeoleux, pour ne pas déterminer leur apparition.

L'*otite moyenne suppurée* est une conséquence fréquente du catarrhe naso-pharyngé.

Les *orgeolets*, les *conjonctivites persistantes* atteignent de préférence les scrofuleux.

La rougeole est la maladie au cours de laquelle on rencontre le plus fréquemment des *gangrènes* : noma, gangrène de la vulve, gangrène disséminée de la peau.

Enfin la rougeole est, avec la coqueluche, l'affection *la plus tuberculisante ;* et elle est souvent notée comme antécédent immédiat dans les méningites tuberculeuses et les tumeurs blanches.

Récidives et rechutes. — Elles s'observent après la chute complète de la température ou plusieurs années après. Les cas doivent être examinés minutieusement, car la question est controversée.

Pronostic. — Le jeune âge, la débilitation antérieure, l'hospitalisation (1/4 de mortalité) sont des conditions défectueuses.

Le pronostic de la rougeole, bénin en somme, est en pratique limité à la possibilité de complications.

Diagnostic. — *Avant l'éruption.* — C'est un diagnostic difficile et cependant utile à faire en vue de la prophylaxie, car la maladie est contagieuse à cette période.

Bronchite simple.

Grippe. — Asthénie plus complète.

Coqueluche au début, température moins élevée.

Dans ces conditions, le signe de Köplick présente une importance capitale.

Quand il y a éruption, le diagnostic est en général facile, à cause de la coexistence du catarrhe des voies respiratoires.

La *scarlatine* donne des placards mal limités et s'accompagne d'angine et de dépouillement de la langue.

La *variole* a une éruption papuleuse, douce au toucher; elle est précédée d'une période fébrile très pénible avec rachialgie et vomissements.

Les *rash morbilliformes* de la variole ne siègent pas à la face.

Les *éruptions morbilliformes* des intoxications (copahu, chloral, quinine, sérum antidiphtérique) se reconnaissent à la discordance du tableau symptomatique (absence de catarrhe des muqueuses, ou de température) et aux commémoratifs.

Les *érythèmes sudoraux* sont plus localisés et ne s'accompagnent pas d'énanthème.

La *rubéole* possède une éruption plus polymorphe et surtout des tuméfactions ganglionnaires.

Enfin les *érythèmes morbilliformes infectieux* (diphtérie, fièvre typhoïde, gastro-entérites, etc.) se reconnaissent à l'affection causale.

Le *diagnostic rétrospectif* de la rougeole doit être fait en présence d'un croup, ou d'une broncho-pneumonie, en vue du pronostic particulièrement grave attaché à ces cas. Il se fait par la constatation de traces de l'éruption, par la desquamation furfuracée du cou.

Traitement. — La *prophylaxie* consiste dans l'isolement des malades et des suspects pendant quinze jours.

Le traitement de la *rougeole normale* est presque l'expectation.

L'abattement exagéré commande les stimulants (acétate d'ammoniaque, etc.).

Les *formes graves* sont traitées par l'hydrothérapie.

Les **complications** doivent surtout être *évitées :*

Par des *soins individuels :* propreté de la bouche, du nez, de la face, etc.

Par la réforme des services de médecine, en *services de médecine antiseptiques* (Hutinel, Grancher).

La bronchopneumonie, le croup, les gastro-entérites demandent une thérapeutique particulière.

XXXIV. — RUBÉOLE

Étiologie. — Maladie atteignant presque exclusivement les *enfants*.

La cause prochaine est la *contagion*, rarement médiate, ordinairement directe.

La contagiosité existe avant l'éruption, et persiste très peu de temps après elle.

Elle est nettement *épidémique*.

Une première atteinte confère l'*immunité*.

Symptômes. — L'*incubation* est de 12 à 14 jours.

Début. — Soit par quelques phénomènes généraux, soit par la constatation de l'éruption.

Cette période d'invasion dure seulement *quelques heures*.

Etat. — L'éruption *débute* par la face et s'étend en une journée à tout le corps.

A la face, ce sont des *macules* rouges, analogues à celles de la rougeole.

Sur le tronc et les aines, la *rougeur confluente* et légèrement ecchymotique fait plutôt penser à la scarlatine. En somme, *éruption polymorphe*.

En même temps il existe du *catarrhe des muqueuses* se traduisant par de l'énanthème pharyngien, un peu d'angine, de coryza et de larmoiement.

Ce qui caractérise l'affection, ce sont les *ganglions* sous-maxillaires et cervicaux; cette tuméfaction ganglionnaire reste ordinairement localisée. Elle débute en même temps que la maladie et persiste plus longtemps qu'elle.

Les *phénomènes généraux* sont insignifiants, il y a d'une façon inconstante une température de 38,5 qui dure un jour ou deux.

Marche. — L'éruption met plusieurs jours à disparaître, comme celle de la rougeole. Elle est suivie d'une légère desquamation furfuracée.

DIAGNOSTIC. — S'appuie sur l'épidémicité et sur les adénopathies.

La *rougeole* possède des phénomènes généraux plus intenses, le catarrhe des muqueuses précède l'éruption; il n'y a pas de ganglions.

Les *roséoles saisonnières* ne sont pas contagieuses, ne s'accompagnent pas de catarrhe des muqueuses, ni d'adénopathies, ni de température. L'éruption est plus fugace.

TRAITEMENT. — Présente peu d'importance.

XXXV. — SCARLATINE

ÉTIOLOGIE. — C'est une maladie plus fréquente dans l'*enfance*, mais qui ne lui est pas spéciale.

Elle n'atteint pas les enfants au-dessous de 18 mois.

Causes prédisposantes. — Personne n'est à l'abri de la scarlatine, mais il y a des sujets particulièrement prédisposés.

Certaines familles et certaines races (race anglaise) sont plus souvent atteintes.

La *contagion* est constante ; tantôt directe, tantôt indirecte, par l'intermédiaire de vêtements ou de livres par exemple.

La contagiosité existe dès le début, et dure 40 jours au moins (délai légal d'isolement).

On admettait que la contagion était transmise par les squames ; cela n'existe que parce que les squames sont imprégnées des sécrétions buccopharyngées du malade.

La scarlatine est *endémique* avec recrudescences épidémiques.

Une première atteinte confère l'*immunité*.

Bactériologie. — Pour les uns, la scarlatine est une streptococcie banale et non spécifique.

Pour d'autres, l'affection est spécifique et due à un microbe encore non isolé (streptocoque de d'Espine et Marignac).

Pathogénie. — La scarlatine est une *septicémie* consécutive à une *porte d'entrée* qui est ordinairement le pharynx, et qui peut être une plaie (scarlatine chirurgicale). Dans certains cas, on voit se développer, à la suite d'une inoculation, un érythème généralisé qui commence au niveau de la plaie.

Anatomie pathologique. — La scarlatine peut tuer sans déterminer de grosses lésions macroscopiques.

Les viscères sont congestionnés. C'est seulement

le microscope qui montre des *dégénérescences* des organes (foie, rein, myocarde, etc.).

Symptômes. — L'*incubation* est de 3 à 5 jours (plus courte que celle que donnent les classiques).

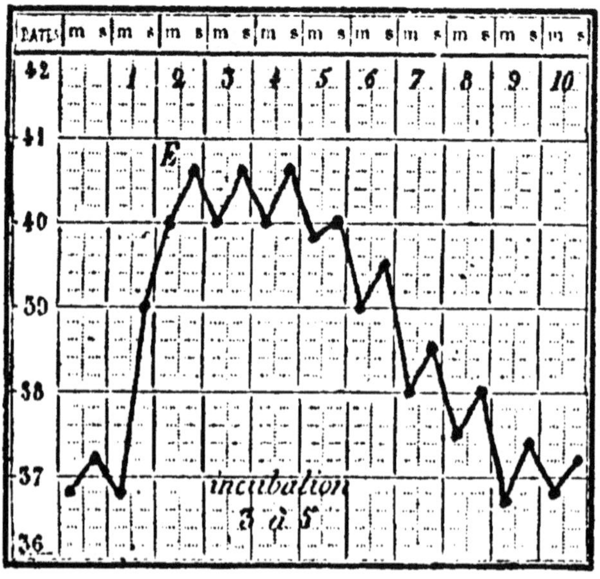

Fig. 4. — Courbe de la température dans la scarlatine.

Début. — Le début est très brusque, annoncé par les frissons, la courbature, l'élévation très rapide de la température (fig. 4) et l'angine.

L'*angine* consiste dans une rougeur diffuse du fond de la gorge avec légère tuméfaction. Il y a une gêne fonctionnelle se traduisant par une dysphagie légère.

Le *pouls* est d'une fréquence tout à fait particulière, quoique la température soit très haute (fig. 4) et puisse comporter une forte accélération du pouls.

La *durée* de cette période est courte : 12 ou 24 heures.

Eruption. — Elle apparaît le deuxième jour.

Le début est difficile à préciser : les lieux d'élection sont les plis de flexion, les flancs, les aines et la région sternale. Pour la mettre en évidence, il est quelquefois nécessaire d'appuyer sur la peau suspecte, avec les doigts écartés, qui laissent une empreinte plus claire.

Bien constituée, cette éruption est formée de *placards rouges*, diffus; à leur surface, on voit de petits points plus foncés, qui sont hémorragiques et ne s'effacent pas par la pression. Ces points hémorragiques peuvent faire défaut.

Cette éruption est souvent *prurigineuse*, surtout aux extrémités.

La *gorge* est très douloureuse, la déglutition est gênée et il y a quelquefois reflux des liquides par les fosses nasales. La voix est nasonnée et la bouche toujours entr'ouverte.

A l'examen, on trouve une rougeur diffuse de couleur foncée; la luette et les piliers sont œdématiés; il y a souvent des points blancs sur les cryptes amygdaliennes.

La *langue* est caractéristique; les premiers jours elle n'est rouge qu'à la pointe et sur les bords; mais très rapidement elle se dépouille sans desquamation sur toute son étendue, devient rouge foncé : *langue framboisée.*

Les gencives sont rouges, recouvertes d'un léger exsudat peu cohérent (*stomatite érythémato-pultacée*).

A l'angle du maxillaire, on sent quelques ganglions tuméfiés et plus ou moins douloureux.

L'*état général* est très atteint; les malades sont

abattus, délirent un peu le soir ; les convulsions sont cependant exceptionnelles.

Le *pouls* est d'une rapidité extrême.

La *température* oscille entre 40° et 41 dans les cas ordinaires.

L'*urine* est peu abondante, chargée, albumineuse ou non (albumine non rétractile.)

Défervescence. — L'état reste stationnaire pendant 2 à 3 jours, puis la température tombe en lysis, quelquefois assez brusquement (fig. 4). En même temps les phénomènes généraux et locaux s'atténuent.

Desquamation. — Après un temps très variable (5 à 12 jours), commence la desquamation ; à la face, elle est furfuracée, plus visible cependant que celle de la rougeole.

Sur le corps, il y a quelques petites squames.

Aux extrémités, ce sont des *lambeaux* assez étendus, au-dessous desquels la peau nouvelle apparaît rouge et sensible. Quelquefois il se détache des doigts de gant.

Elle est ordinairement proportionnelle à l'intensité primitive de l'éruption. Cette desquamation dure de 2 à 6 semaines ; les derniers endroits où on en retrouve la trace sont les plis de flexion de la main et du pied.

Formes. — *Scarlatine fruste*. — Sans éruption, peut desquamer, donner naissance à une néphrite, etc.

En réalité, cette forme est le plus souvent due à une éruption très fugace, négligée par l'entourage et que ne peut plus observer le médecin.

L'éruption de la scarlatine est très fugace, surtout quand elle ne s'accompagne pas de piqueté hémorragique.

Scarlatine maligne. — Caractérisée par l'atteinte profonde de l'état général (coma ou délire), l'hyperpyrexie (on a observé jusqu'à 44°), la langue rôtie, etc.

La mort a lieu dans le coma progressif ou par syncope.

Forme hémorragique. — Exceptionnelle.

COMPLICATIONS. — Elles sont plus fréquentes en cas de scarlatine intense, sans en être cependant l'apanage exclusif.

Angines. — *L'angine du début* peut être crémeuse, rarement pseudo-membraneuse. On y trouve des streptocoques. Elle peut devenir phlegmoneuse.

Les *angines secondaires*, apparaissant vers le 10 ou le 20e jour, sont de toutes sortes.

Angine pseudo-membraneuse avec bacille de Loeffler.

Angine pultacée à streptocoques.

Angine rouge avec ou sans éruption (voir *Rechutes*).

Adénites suppurées de la période fébrile. — Donnant naissance à un collier d'œdème intense.

Adénites survenant au cours de la convalescence. — S'accompagnant de poussée de température, rarement suppurées.

Otite suppurée. — Très fréquente.

Coryza purulent (G.-H.-Roger). — Se traduisant par l'ouverture permanente de la bouche, un jetage muco-purulent d'odeur fade, un état soporeux et une température élevée.

L'otite suppurée est constante dans ces cas.

Néphrite. — Sans parler de l'albuminurie de la période fébrile, il survient dans le quart des cas environ, après la chute de la température, vers le 15e jour, une néphrite spéciale.

Le début est brusque : la face devient un peu bouffie, et on constate de l'albumine dans l'urine, celle-ci peut d'ailleurs être le seul signe de la néphrite.

Ordinairement cette néphrite s'accompagne d'œdème léger et fugace, d'urines claires et abondantes (néphrite peu congestive) et d'albuminurie oscillant autour de 3 grammes par litre.

La mort est exceptionnelle ; elle survient dans le coma ou par œdème pulmonaire.

La terminaison par résolution est la règle, mais elle se fait quelquefois attendre plusieurs mois.

Pseudo-rhumatisme. — Tandis que cette complition est presque constante chez l'adulte, elle est rare chez l'enfant. Le rhumatisme se traduit par des douleurs dans les poignets, les doigts et les pieds, accompagnées de léger gonflement rosé, débutant pendant la période fébrile et se terminant en quelques jours.

On a signalé la terminaison par rhumatisme chronique fibreux.

Les pyarthroses sont rares et appartiennent à la pyémie.

Érythème secondaire et rechutes. — Très souvent, du 12e au 20e jour, surviennent des érythèmes dont le nature a été diversement interprétée.

Symptômes. — Dans la forme simple, le seul symptôme est un érythème scarlatiniforme léger.

Dans d'autres cas, l'érythème s'accompagne d'une poussée fébrile autour de 39°.

Quelquefois il y a érythème, angine, température et albuminurie; enfin à ces symptômes vient quelquefois se joindre une adénite douloureuse à tendance résolutive (1).

(1) G.-H. Roger, *Revue de médecine*, 1900.

Pathogénie. — Les uns qualifient ce tableau symptomatique de rechute.

Les autres pensent que ce sont des accidents dus à la reviviscence de streptocoques non spécifiques.

Pronostic. — Le pronostic de la scarlatine est plus sérieux que celui de la rougeole (bronchopneumonie mise à part).

Cela tient à ce que la maladie présente de la gravité par elle-même, pendant la période fébrile.

La mort par pyémie, phlegmon diffus, urémie, est exceptionnelle.

Diagnostic. — Le diagnostic est en général facile.

Les *éruptions* de la rougeole, de la variole, de l'urticaire, de l'érythème polymorphe se distinguent facilement.

Le diagnostic est à faire avec les *érythèmes scarlatiniformes*, dont la nature peut être très variable.

Les *érythèmes toxi-infectieux*, de la variole (rash), des phlegmons, des gastro-entérites, de la diphtérie, du sérum anti-diphtérique, de la vaccine, les *érythèmes toxiques* de l'intoxication par la belladone, le mercure, l'antipyrine, la quinine, les produits alimentaires, — s'accompagnent quelquefois de température et d'angine. Mais, outre que ces deux symptômes manquent souvent ou sont l'un ou l'autre beaucoup trop atténués, on a la notion des commémoratifs.

L'érythème scarlatiniforme récidivant est une maladie spéciale, caractérisée par la simultanéité de l'éruption et de la desquamation, par son caractère récidivant, par l'atteinte des ongles.

Mais le diagnostic de la scarlatine se pose très souvent dans des conditions très différentes à cause du *caractère fruste de l'éruption*. Elle se reconnaît alors par la contagion à d'autres sujets (qui est rapide), par la desquamation, par la langue framboisée, par l'albuminurie de la convalescence.

Le diagnostic précoce de la *néphrite* se fait facilement si on a la précaution d'examiner tous les jours l'urine.

TRAITEMENT. — *Cas ordinaires.* — Irrigations buccales, régime lacté pendant 15 ou 20 jours.

Cas graves. — Bains froids.

Complications.

Néphrite : prolonger le régime lacté plusieurs jours après la disparition de l'albuminurie.

Coryza purulent : irrigations nasales à l'eau oxygénée.

Rhumatisme : enveloppement au salicylate de méthyle.

L'*isolement* des scarlatins doit être effectué pendant 40 jours au moins, les exemples de contagion après ce délai ne sont pas rares.

Les squames étant le réceptacle ordinaire du contage, cet isolement doit être encore maintenu, si la desquamation dure plus longtemps.

XXXVI. — ERYSIPÈLE

L'érysipèle de l'enfant de plus de 3 mois diffère peu de celui de l'adulte. Chez le *nouveau-né* au contraire, il présente des particularités intéressantes.

ÉTIOLOGIE. — Il atteint surtout les enfants débiles, nés avant terme.

Causes déterminantes — Les cas sporadiques sont rares : dans ces cas, l'érysipèle coïncide quelquefois avec l'infection puerpérale de la mère.

Ordinairement il survient par *épidémies* dans les maternités.

Bactériologie. — L'érysipèle est dû au *streptocoque de Fehleisen*, microbe disposé en chaînettes, qui pousse sur les différents milieux solides en donnant de petites colonies transparentes.

La caractéristique de la *virulence* du streptocoque de l'érysipèle est de déterminer une affection analogue chez le lapin, après inoculation à l'oreille. Un streptocoque plus virulent détermine une septicémie; un moins virulent, un simple abcès.

Anatomie pathologique. — La plaque érysipélateuse est le type de l'état inflammatoire; les caractères les plus nets se rencontrent au niveau du bourrelet. Vaso-dilatation primitive, *diapédèse* et manchons leucocytaires périvasculaires, *phagocytose* des streptocoques, tels sont les caractères principaux.

Pathogénie. — L'érysipèle est donc une *dermite*. Quand l'organisme se défend bien, elle engendre seulement une *toxémie*. Mais si la barrière lymphatique est franchie, si les ganglions eux-mêmes deviennent insuffisants, il y a *septicémie* et complications à distance.

Symptômes. — L'érysipèle des nouveau-nés débute du 3e au 7e jour qui suit la naissance.

Il se développe ordinairement autour de l'ombilic, quelquefois ailleurs. Le premier symptôme remarqué est la plaque d'érysipèle.

La *plaque* apparaît surtout au-dessous de l'ombilic; bien développée, elle est rouge, douloureuse, indurée, œdémateuse, chaude, entourée d'un bourrelet net, qu'on sent plutôt qu'on ne le voit.

Les *symptômes généraux* sont variables, la température est élevée ou ne l'est pas; l'enfant est abattu et ne tète pas bien.

MARCHE. — Ce qui caractérise cet érysipèle, c'est sa marche envahissante, sa tendance à la gangrène et à la formation d'abcès.

La plaque *envahit* tout le tronc, le scrotum, les cuisses; et enfin les membres supérieurs et la tête, quand l'enfant résiste.

Souvent se forment des *phlegmons* sous-cutanés.

Enfin, dans les parties traumatisées et dans celles où le tissu cellulaire est lâche, il peut se produire des plaques de *gangrène*. Le lieu d'élection est le scrotum.

Les plaques de gangrène sont d'abord violettes et froides; puis elles se limitent et s'entourent d'une zône rouge, finalement elles s'éliminent, laissant à nu le tissu cellulaire blanchâtre; les testicules sont dénudés.

La réparation peut se faire par bourgeonnement et rétraction des parties atteintes, avec glissement des parties saines.

TERMINAISONS. — La terminaison ordinaire est la *mort*, qui survient en adynamie, ou est entraînée par une gastro-entérite. Souvent il y a *ictère*, traduisant l'infection hépatique.

La *guérison* a été observée même après la gangrène.

PRONOSTIC. — Il est donc presque toujours fatal.

La formation d'abcès est peut-être d'un pronostic meilleur.

DIAGNOSTIC. — Facile en général.

Le pemphigus, suivi de *gangrène disséminée*, se reconnaît à la multiplicité des lésions.

Le *sclérème* détermine une dureté ligneuse et s'accompagne d'hypothermie ; il débute par les pieds.

Traitement. — Pas d'antisepsie, veiller seulement avec un soin particulier à la propreté.

S'inquiéter surtout de l'alimentation et pratiquer au besoin le gavage.

La sérothérapie (sérum de Marmorek) est encore infidèle.

XXXVII. — SCLÉRÈME

Etiologie. — C'est une affection des *nouveau-nés*.

Les *garçons* sont plus souvent atteints que les filles.

Causes prédisposantes. — La maladie se présente toujours chez des enfants débiles, prématurés.

Causes déterminantes. — C'est la mauvaise alimentation et surtout le refroidissement ; l'affection est plus fréquente en hiver.

Anatomie pathologique.—Les organes sont dans un état qui rappelle celui de l athrepsie.

Les parties sclérémateuses à la coupe ne laissent suinter aucun liquide.

Pathogénie. — D'après Knœpfelmacher, la graisse du nouveau-né aurait une composition spéciale (riche en oléine) qui expliquerait le sclérème. Cette constatation n'est pas une explication suffisante.

Symptômes. — Le sclérème *débute* ordinairement du 1er au 4e jour, jamais après le 8e jour.

Il se caractérise par l'endurcissement de la peau, d'abord limité et qui s'étend ensuite. Le début se fait au niveau du *mollet* et l'affection gagne le membre inférieur, le tronc, les membres supérieurs et la face.

Les parties atteintes sont d'une couleur lie de vin.

La peau y est froide, mais surtout d'une consistance ligneuse : on ne peut y déterminer de godet comme dans l'œdème.

Les parties atteintes sont *rigides* et ne peuvent effectuer de mouvements.

Il est ordinaire qu'un certain degré d'*œdème* coexiste avec le sclérème.

L'*état général* est frappant : l'enfant est immobile, sans besoins. La température est abaissée vers 32° ; le pouls est ralenti, de même la respiration.

TERMINAISON — La mort survient en 3 ou 4 jours.

DIAGNOSTIC. — On ne pourrait confondre le sclérème qu'avec l'*érysipèle,* qui s'en distingue par la réaction inflammatoire.

TRAITEMENT. — Avant tout, réchauffer l'enfant par des boules chaudes, et par la couveuse.

XXXVIII. — PEMPHIGUS AIGU

ÉTIOLOGIE. — *Age.* — Les enfants atteints sont en général des nouveau-nés ; mais l'affection peut se rencontrer dans la première enfance.

Une fièvre éruptive antérieure (*rougeole*) ou l'*épidémicité* sont des causes déterminantes qu'on retrouve fréquemment.

ANATOMIE PATHOLOGIQUE. — Comme dans tout pemphigus, on retrouve les stades suivants :

Congestion. — Œdème dermique. — Œdème épidermique. — Rupture de la bulle. — Réparation.

PATHOGÉNIE. — L'épidémicité semble indiquer un *agent infectieux*. Mais il n'a pas encore été trouvé d'une façon certaine.

SYMPTÔMES. — Le *début* est en général peu bruyant. Dans quelques cas, on a noté de la fièvre.

Etat. — Caractérisé par les bulles. Les dimensions oscillent entre celles d'un pois et celles d'une pièce de 2 fr.

Elles ont tendance à siéger sur le tronc.

L'éruption se fait par poussées successives.

Quand la bulle est crevée, l'épiderme desséché et squameux tapisse la peau et tombe au bout de quelques jours.

TERMINAISON. — La terminaison ordinaire est la *guérison*, qui survient en 5 à 10 jours.

On a signalé des *cas graves* (pemphigus ulcéreux, pemphigus généralisé), qui atteignent surtout des enfants débilités.

DIAGNOSTIC. — Le *pemphigus syphilitique* ne siège qu'à la paume des mains et à la plante des pieds, parties qui sont toujours épargnées par le pemphigus épidémique.

La *dermatite exfoliatrice des nouveau-nés*, affection très rare en France, est caractérisée par une exfoliation généralisée de l'épiderme sans formation de phlyctènes (pas toujours), mais surtout par ce fait que des rougeurs précèdent la desquamation. La terminaison est plus souvent grave.

La *varicelle* atteint des enfants plus âgés; les éléments sont oblongs, plus petits, ont tendance à s'ombiliquer.

TRAITEMENT. — Saupoudrer avec des poudres inertes.

XXXIX. — ECZÉMA

ETIOLOGIE. — C'est une des plus *fréquentes* maladies de la peau.

Causes prédisposantes. — L'hérédité directe ou

neuro-arthritique est un facteur fréquent, mais qui détermine rarement à lui seul l'eczéma.

Ordinairement, les eczémateux sont nourris au *biberon* et presque toujours dyspeptiques et rachitiques.

Causes déterminantes. — Elles peuvent s'ajouter aux précédentes : piqûres de puces, stagnation dans l'urine, etc.

Pathogénie. — L'eczéma paraît actuellement résulter d'un auto-intoxication ; celle-ci, chez l'enfant, est le plus souvent d'origine gastro-intestinale.

Unna a décrit un parasite spécial, le morocoque, mais cette découverte ne fait que préciser le mécanisme de l'apparition de l'eczéma, sans nous en donner la cause.

Anatomie pathologique. — C'est d'abord une dermite congestive. L'évolution ultérieure varie suivant la forme.

Symptômes. — L'eczéma présente une forme spéciale chez le nourrisson. Quand il se manifeste chez des enfants plus âgés, il ressemble à celui de l'adulte.

Début. — Stade érythémato-vésiculeux rarement perçu. Sur la peau qui devient rouge, apparaissent de petites vésicules, qui, sous l'influence du grattage, ne tardent pas à déverser un liquide.

Etat. — C'est un eczéma suintant.

Ce sont des placards formés de croûte plus ou moins épaisses, et à la périphérie des placards se voient des régions squameuses.

Enfin plus rarement, l'eczéma est franchement sec, principalement chez les enfants maigres et malingres.

Marche. — L'eczéma présente un groupement

assez particulier. Il tend à être *symétrique* et à prédominer *à la tête*.

Sur le cuir chevelu, c'est le « chapeau » des nourrissons malpropres.

Il a tendance à se localiser aussi derrière les oreilles, et au lobule, s'il y a des boucles d'oreilles.

Enfin, il a tendance à envahir tous les plis de flexion, si développés chez l'enfant : plis du cou, des aisselles, des poignets, génito-cruraux, ombilicaux.

Terminaison. — La terminaison ordinaire est la *guérison*, mais celle-ci peut se faire attendre plusieurs mois.

Quelquefois l'eczéma *persiste*.

Complications. — Sont exceptionnelle. À part l'*infection locale*, caractérisée par l'apparition d'impétigo.

On a signalé à titre d'exceptions des *néphrites*.

Diagnostic. — L'*impétigo* est d'emblée vésiculeux ; il est contagieux et auto-inoculable. La symétrie des éruptions est moins rigoureuse.

Le *prurigo de Hébra* apparaît à un âge plus avancé et présente une marche paroxystique.

Le *pityriasis rosé de Gibert* est généralisé, s'accompagne d'une desquamation furfuracée, et atteint rarement ou tardivement la face.

Traitement. — Très difficile.

Avant tout, rechercher la *cause digestive* et la traiter (éviter la constipation, régler les tétées, etc.).

Localement : plus l'eczéma est sec, plus il faut le traiter par les méthodes humides ; plus il est humide, plus il faut le dessécher.

1° Faire tomber les croûtes avec des cataplasmes d'amidon ;

2° Appliquer ensuite, suivant les cas :

Eczéma humide : poudres inertes ;
Eczéma sec : pommade à l'oxyde de zinc à 1/10.
Le moins possible de bains et d'antisepsie.

XL. — ÉRYTHÈME DES FESSES

ÉTIOLOGIE. — C'est une affection des plus *fréquentes* chez les *nouveau-nés.*

Dans presque tous les cas, il est symptomatique de troubles digestifs, presque toujours de la *diarrhée.*

Cependant la stagnation de l'*urine* peut contribuer à le faire apparaître ou à l'entretenir.

ANATOMIE PATHOLOGIQUE. — Dans les formes simples, il y a seulement congestion du derme et *état hydropique* des cellules du corps de Malpighi.

Dans les formes hypertrophiques, il y a *prolifération papillaire.*

SYMPTÔMES. — **Début**. — Simples rougeurs diffuses.

Etat. — C'est l'érythème simple des fesses :

Le *groupement* de l'éruption est caractéristique et en forme de fer à cheval : les fesses, les lombes, la paroi postérieure des cuisses, les talons et les malléoles internes sont intéressés.

Dans les cas légers, l'éruption reste fessière ; dans les cas graves, elle peut se généraliser à tous les points déclives du corps de l'enfant.

Les *éléments* sont arrondis, non papuleux, de dimensions variables. La couleur est rouge vif, la peau paraît être *vernissée.*

Evolution des lésions. — Sans parler des cas stationnaires, la *forme fissurique* avec léger suintement est fréquente.

Dans quelques cas, il y a un stade vésiculeux, suivi d'une *ulcération*. Ces érosions siègent aux points déclives ; elles sont polycycliques, irrégulières, peu profondes et rapidement curables.

La *forme papuleuse*, qui siège exclusivement aux fesses, était rattachée à la syphilis par Parrot ; elle succède en réalité à la forme précédente (Jacquet).

Terminaison. — L'éruption évolue sous l'influence de deux causes : la diarrhée et l'état de propreté dans lequel l'enfant est ou peut être entretenu.

L'érythème cesse aussitôt que cesse la diarrhée et les ulcérations ne tardent pas à se cicatriser.

Diagnostic. — La *syphilis* donne surtout des fissures péri-anales et péri-vulvaires. Enfin et surtout il existe d'autres manifestations et un état de cachexie spécial.

Traitement. — Avant tout, traiter la cause et faire cesser la diarrhée.

Localement : soins de propreté, poudres inertes. Les bains doivent être donnés courts.

XLI. — STROPHULUS

Étiologie. — C'est une maladie des *deux premières années*.

Les *causes prédisposantes* sont les troubles gastro-intestinaux.

Souvent il existe des causes déterminantes : *fièvres éruptives* et surtout *dentition*, dont l'influence, consacrée par l'expression populaire de *feux de dents*, est difficile à séparer des troubles digestifs.

Symptômes. — L'affection est caractérisée par des *papules* de la grosseur d'un grain de millet, en forme de cône tronqué ou hémisphériques, et de couleur rosée.

L'éruption est diffuse; elle apparaît sans régularité à la face, au tronc, ou sur les membres, principalement du *côté de l'extension.*

Le front, la face interne des bras, les faces palmaire et plantaire sont toujours indemnes.

L'éruption est prurigineuse ; après le grattage, chaque papule peut se recouvrir d'une croutelle noirâtre.

Marche. — L'affection procède par *poussées*, dont la durée est de deux à dix jours.

Quelquefois les poussées sont assez fréquentes pour qu'on ait décrit une *forme chronique.*

Diagnostic. — La *gale* prédomine chez l'enfant aux membres inférieurs, elle est contagieuse; enfin la présence d'un sillon et d'un acare entraîne le diagnostic.

L'*urticaire* dans les formes aiguës et le *prurigo de Hebra* dans les formes chroniques sont des entités difficiles à séparer du strophulus.

Les *éruptions sudorales* siègent plutôt du côté de la flexion et au front.

Traitement. — Avant tout, hygiénique.

XLII. — PRURIGO DE HEBRA

Etiologie. — Le prurigo est plus fréquent chez les *garçons ;* il atteint presque toujours des enfants *dyspeptiques* et rachitiques et surtout scrofuleux.

Souvent, il se présente comme une maladie héréditaire ou *familiale.*

Par sa nature, il paraît identique au strophulus, dont il constituerait la forme chronique, le strophulus en étant la forme aiguë ou le début.

Symptômes. — L'éruption est formée de *papules* qui au début sont rosées.

Comme elles sont prurigineuses, elles sont rapidement excoriées et présentent dès lors une croutelle brunâtre.

L'éruption *siège* à la face externe des membres et du côté de l'extension ; elle prédomine aux membres inférieurs.

Le *prurit* est intense, apparaît surtout quand le malade se met au lit. Dans certains cas, il est assez persistant pour épuiser le malade.

Le prurit et la longue durée de la maladie déterminent un état particulier de la peau : il y a exagération des follicules pileux (*chair de poule*), pigmentation brune et *lichénification* ; c'est-à-dire que la peau épaissie ne peut être plissée qu'avec peine.

Marche. — Le prurigo de Hebra évolue par poussées ; les uns les rattachent à la saison froide ; les autres, plus nombreux, à la saison chaude.

La marche se compte *par années*.

Terminaison. — La guérison ou la persistance indéfinie se rencontrent avec une égale fréquence.

Complications. — A cause du grattage, il peut se développer des adénites chroniques, des lymphangites, des phlegmons.

Le grattage peut déterminer l'apparition d'eczéma.

Diagnostic. — Mêmes diagnostics que pour le strophulus ; en outre :

L'*urticaire chronique pigmentaire*, maladie spéciale à l'enfance, procède aussi par poussées prurigineuses.

Mais elle est caractérisée par des poussées d'urticaire et par des pigmentations *localisées*. On peut toujours déterminer chez les sujets qui en sont atteints des phénomènes de dermographisme, principalement sur les plaques brunes.

TRAITEMENT. — Les sujets étant *scrofuleux*, l'huile de foie de morue et les iodures sont indiqués.

Localement, les pommades au goudron à 1/10 sont les meilleurs topiques.

L'eczématisation commande un traitement spécial par des pommades non irritantes.

XLIII. — GANGRÈNE DISSÉMINÉE DE LA PEAU

ETIOLOGIE. — *Causes prédisposantes.* — L'affection survient rarement chez des sujets sains. Il s'agit presque toujours d'enfants débilités, rachitiques, *tuberculeux*, convalescents de fièvre typhoïde, de *rougeole* surtout.

Causes déterminantes. — Les attritions multiples, l'immobilité au lit dans une position fixe favorisent la localisation du processus gangréneux.

PATHOGÉNIE. — Etant donné que des *microbes* (streptocoque, staphylocoque) ont été rencontrés au niveau des plaques de gangrène, il s'agit évidemment d'un processus infectieux.

L'*état du sang* est aussi un facteur capital qui, joint au précédent, n'explique pas cependant la localisation du processus à la peau.

SYMPTÔMES. — **Début**. — Il est surtout annoncé par les symptômes généraux : élévation de température et frissons.

Etat. — Les plaques de gangrène se montrent sur le tronc et à la racine des cuisses; rarement à la face et aux extrémités.

Les plaques se montrent gangréneuses *d'emblée;*

d'abord rouges, elles prennent une teinte lie de vin. Quelquefois il se forme une phlyctène.

Au bout de quelques jours, l'*escharre* est formée ; tantôt épidermique, tantôt dermique.

Les *symptômes généraux* sont accentués : il y a une élévation de température ; de la diarrhée, quelquefois un état adynamique.

Marche. — La guérison se fait par bourgeonnement après la chute des escharres.

Il peut se produire des poussées secondaires.

Terminaisons. — La guérison ou la mort surviennent avec une égale fréquence. Quand celle-ci se produit elle est le fait de l'état adynamique ou de complications (broncho-pneumonie).

Pronostic. — Se tire de l'état de santé antérieur, et de l'état général, plutôt que de l'étendue des lésions.

Diagnostic. — Le *purpura* ne s'accompagne pas ordinairement de l'élimination des parties atteintes.

Il faut distinguer la *gangrène primitive* que nous venons de décrire, des *gangrènes secondaires* développées sur des lésions cutanées pré-existantes ; parmi celles-ci, les plus fréquentes sont : les purpuras, la varicelle, l'impétigo, le zona.

Traitement. — Soutenir l'état général.

Antisepsie cutanée, principalement par le sublimé et l'eau d'Alibour étendue.

XLIV. — ABCÈS CUTANÉS MULTIPLES

Étiologie. — C'est une maladie particulièrement fréquente chez le *nourrisson* ; mais elle peut se rencontrer dans les trois premières années.

Les *causes prédisposantes* ordinaires sont les

maladies débilitantes et particulièrement les broncho-pneumonies, les gastro-entérites et la *rougeole*.

Les *causes déterminantes* sont quelquefois les attritions et principalement les poux. Mais les abcès peuvent se développer sans cause apparente.

La cause prochaine est l'*infection*. C'est souvent une auto-infection (inoculation d'impétigo, etc.). D'autres fois, c'est une hétéro-infection (coexistence fréquente d'abcès du sein de la nourrice, autres enfants atteints d'abcès au voisinage, influence de l'*hospitalisation*).

BACTÉRIOLOGIE. — Presque toujours le *staphylocoque doré*.

Dans quelques cas, streptocoque, surtout dans la forme pyohémique.

ANATOMIE PATHOLOGIQUE. — Certains abcès sont *intra-dermiques ;* il est probable qu'ils ont pour origine les glandes sudoripares.

La plupart sont *sous-cutanés ;* il est exceptionnel qu'ils possèdent un bourbillon et ne sont donc pas des furoncles.

PATHOGÉNIE. — La voie suivie par l'infection est difficile à préciser dans les abcès sous-cutanés.

Il est des cas incontestables d'abcès d'origine *hématogène* principalement ceux qui sont primitifs, et ceux qu'on rencontre chez les nourrissons dont les mères sont atteintes de galactophorite.

Au contraire, la répétition des abcès dans une même région (cuir chevelu) semble montrer, dans la plupart des cas, qu'il s'agit d'une infection *par contiguité*, dont le mécanisme est encore inconnu.

SYMPTÔMES. — Les abcès siègent principalement au cuir chevelu, sur le dos sur les fesses et à la partie postérieure des cuisses.

Les symptômes sont ceux de tous les abcès : tumeur, rougeur, chaleur, douleur, puis ouverture à la peau.

Le pus est jaune crémeux, d'odeur acide, quand il y a stagnation.

Ce qui est surtout caractéristique, c'est la *marche*, pour ainsi dire indéfinie ; les abcès se reproduisent à mesure qu'on évacue ceux qui sont purulents.

On comprend que l'*état général* puisse être fortement atteint de ce fait, et qu'il survienne de l'amaigrissement.

FORMES. — Nous avons décrit la *forme sous-dermique*.

Il existe des abcès *superficiels*, enchâssés dans la peau, du volume d'une lentille, et dont l'évolution est rapide.

Des *abcès torpides* à allure froide, qui rendent la peau violette avant de l'altérer, et qui peuvent ne s'ouvrir spontanément qu'au bout de plusieurs semaines. Ils peuvent devenir beaucoup plus gros que ceux des formes précédentes.

Une *forme pyohemique* primitive, caractérisée par les phénomènes généraux intenses et précoces, par la dissémination des abcès.

COMPLICATIONS. — Elles sont fréquentes :

Phlegmons profonds, avec suppuration interminable.

Pyohémie secondaire, avec endocardite, ostéomyélite, et pyarthrose (plus rare).

Les *broncho-pneumonies* et les *gastro-entérites* causent ordinairement la mort dans ces cas ; elles s'expliquent par la propagation de l'infection.

PRONOSTIC. — Ces complications sont rares ; le pronostic est plutôt mauvais, à cause de l'état de déchéance que traduit l'apparition des abcès multiples.

Diagnostic. — Il est facile de reconnaître, à l'examen, les abcès d'*origine osseuse*.

Les *gommes syphilitiques* cutanées coexistent avec d'autres manifestations et sont curables par le traitement.

Les *gommes tuberculeuses* peuvent être d'allure froide ou chaude; leur nature ne peut être reconnue que par l'examen microscopique, qui montre l'absence de micro-organismes, ou par l'inoculation au cobaye.

L'allure froide, le petit nombre des abcès, le terrain spécial sont seulement des éléments de présomption.

Traitement. — Le traitement consiste dans l'*incision*, qui peut être très petite, mais toujours précoce.

Pour éviter les inoculations, il est bon de recouvrir la partie atteinte d'une épaisse couche de *vaseline*, à travers laquelle on fait les ponctions. Quand celles-ci sont terminées, on fait un lavage au savon et des lotions à l'eau d'Alibour (sulfate de cuivre 2 gr., sulfate de zinc 7 gr. pour 200 d'eau) étendue de 3 ou 4 volumes d'eau.

XLV. — ECTHYMA

Étiologie. — Les *causes prédisposantes* ont une influence manifeste; car presque toujours les enfants atteints d'ecthyma sont épuisés par une longue maladie, ou convalescents d'une affection aiguë.

Les *causes déterminantes* (qui sont quelquefois suffisantes, puisque l'ecthyma peut atteindre des sujets bien portants) sont les lésions de grattage, causées par la phtiriase ou la gale, et les inoculations de l'impétigo.

Enfin la cause prochaine est l'*infection*, comme le montre la contagion d'un sujet à l'autre et l'inoculabilité sur le même sujet.

PATHOGÉNIE. — On a discuté pour savoir si la forme d'infection cutanée qu'est l'ecthyma dépend du microbe ou du siège de l'inoculation.

L'inoculabilité de l'ecthyma sous la même forme montre que la forme de la lésion est due au parasite.

Le *streptocoque* a été ordinairement trouvé dans les lésions d'ecthyma.

SYMPTÔMES. — **Début**. — Il a été observé après des inoculations.

Au bout de quelques heures, apparaît une papule rouge; le deuxième jour, il y a au centre une petite vésicule; le quatrième jour, la lésion est constituée.

Ce début est rarement observé chez l'enfant.

État. — Bien développé, l'ecthyma est une *lésion pustuleuse*. Au centre, est un point jaune purulent; à la périphérie, une zone rouge, plus ou moins violacée, indurée et douloureuse.

Plus tard, il se forme une croûte rouge-brun, au-dessous de laquelle peut s'établir une suppuration persistant jusqu'au 15e jour.

Marche. — Après une période de suppuration variable, l'ecthyma guérit par une cicatrice blanchâtre, et très longtemps visible.

L'ecthyma siège en général au membre inférieur, chez les enfants qui marchent; aux lombes et aux fesses, chez ceux qui sont au lit.

ECTHYMA TÉRÉBRANT. — C'est une forme spéciale aux cachectiques en bas âge.

Le début se fait par des bulles pemphigoïdes, auxquelles succèdent rapidement des ulcérations irrégulières, à fond bourbillonneux qui arrive jusqu'au tissu cellulaire sous-cutané.

Ces lésions peuvent devenir le point d'appel d'escharres plus étendues, qui emportent l'enfant.

Quand elles guérissent, les cicatrices sont indélébiles.

Complications. — Adénites, lymphangites, adénophlegmons.

On a décrit une néphrite consécutive à l'ecthyma.

Pronostic. — Dépend avant tout de l'état général.

Diagnostic. — En général, très facile.

L'*impétigo* possède des éléments plus petits, moins enflammés et des croûtes plus jaunes.

Le *furoncle* est unique, siège dans les régions pileuses, se cicatrise rarement sous une croûte.

Le *chancre syphilitique* peut être simulé par un ecthyma avec adénopathie. L'absence de caractères inflammatoires fait faire le diagnostic avant l'apparition des symptômes secondaires.

Les *ulcères syphilitiques* sont plus bourbillonneux et sont rarement des accidents isolés chez les enfants.

Traitement. — C'est celui d'une plaie infectée : pansements humides au début.

Plus tard surveiller la cicatrisation.

XLVI. — IMPÉTIGO. — GOURME

Étiologie. — C'est une des maladies de l'enfance *les plus fréquentes.*

Causes prédisposantes. — Le terrain lymphatique; mais il y a beaucoup d'enfants nullement lymphatiques, qui en sont atteints. De même, les affections débilitantes.

Causes déterminantes. — Les poux, toutes les écorchures, l'eczéma, en somme tout ce qui favorise l'inoculation.

L'*inoculation* est la cause constante; elle peut venir du sujet lui-même (impétigo, ecthyma, tourniole) ou d'un autre sujet. Aussi la *contagion* est-elle notée dans beaucoup de cas.

Bactériologie. — On a isolé des éléments d'impétigo un *streptocope*, qui n'est sans doute pas spécifique. La lésion doit résulter de deux facteurs : une virulence spéciale du microbe (virulence moyenne) et un état diathésique de l'enfant.

Certains de ces streptocoques ont récupéré de la virulence expérimentalement, et déterminé des phlegmons.

Symptômes. — Le **début** de l'impétigo se fait par une rougeur diffuse. Il est rarement observé.

Etat. — Caractérisé par les croûtes et les vésicules.

L'élément caractéristique est une *vésicule* du diamètre d'un grain de chènevis, contenant un liquide jaune puriforme, de groupement irrégulier, et située sur un fond rouge, modérément enflammé.

En deux ou trois jours les vésicules se vident et toute la surface se recouvre de *croûtes mellicériques* c'est-à-dire jaune-miel, sèches, rugueuses. Leur épaisseur s'accroît par la suppuration sous-jacente.

Cette évolution s'accompagne d'un *prurit* modéré, mais suffisant pour que les enfants portent les mains à leurs lésions.

La plupart des enfants présentent aux doigts de petites *tournioles* sur les deux premières phalanges.

L'impétigo *siège* principalement à la face :

tantôt autour de la bouche et sur les joues; tantôt autour des oreilles; tantôt enfin dans le cuir chevelu.

MARCHE. — Au bout d'un temps variable, les croûtes tombent, au moins partiellement. La surface découverte est rose, tomenteuse, légèrement saignante. Ces *croûtes secondaires* sont plus brunes, à cause du sang mélangé.

Finalement la réparation se fait sans laisser de cicatrices.

DURÉE. — Bien traité, il peut ne durer que quelques jours.

Dans le cas contraire, la durée est indéfinie, à cause des poussées par inoculations successives.

FORMES. — *Impétigo du cuir chevelu.* — Le début vésiculeux n'est jamais observé. Les lésions prédominent dans les régions occipitales, elles sont formées de croûtes brunes et sèches, qui englobent des touffes de cheveux.

Cette forme est presque toujours symptomatique de poux, qu'on reconnaît aux lentes.

Les croûtes peuvent déterminer de l'alopécie transitoire ou durable.

Impétigo eczémateux, avec poussée fébrile.

Impétigo généralisé.

COMPLICATIONS. — *Adénophlegmons* sous-occipitaux, cervicaux, sus-claviculaires, presque exclusivement liés à l'impétigo parasitaire du cuir chevelu.

Otite externe, avec écoulement purulent.

Otite moyenne. — Elle est fréquente chez les impétigineux; elle se fait par l'intermédiaire de *rhinites.*

Conjonctivite phlycténulaire. — C'est l'impétigo de la cornée.

Stomatite impétigineuse. — C'est une stomatite

vestibulaire, c'est-à-dire dont les éléments sont groupés autour des commissures labiales. Le stade vésiculeux n'existant pas dans la bouche, on constate des points blanchâtres, adhérant fortement à la muqueuse, et de contour polycyclique. Quelquefois il y a des éléments sur la langue.

Les signes fonctionnels sont très légers.

On a signalé des *bronchopneumonies*, des *néphrites*, dans les cas d'impétigo étendu.

On a prétendu que la plupart des *ostéomyélites* sont précédées d'impétigo, qui serait la porte d'entrée de l'infection.

Pronostic. — Ces réserves étant faites l'impétigo, est extrêmement bénin.

Diagnostic. — L'*herpès* n'est pas purulent d'emblée ; le groupement est d'emblée plus franchement labial ; il est précédé de symptômes généraux plus sérieux.

L'*ecthyma* a des éléments plus isolés, plus gros et plus enflammés. Il y a des cas intermédiaires aux deux affections.

L'*eczéma* est souvent difficile à distinguer de l'impétigo. Les éléments vésiculeux sont plus petits, les lésions plus symétriques, les croûtes sont moins épaisses et cependant le suintement est plus abondant.

Traitement. — Il faut avant tout *lutter contre le préjugé*, qui considère les gourmes comme un émonctoire utile et attribue la méningite à leur cessation.

Faire tomber les croûtes avec des cataplasmes de fécule boriquée.

Appliquer ensuite des *pommades*, ou des *colles*

(gélatine-glycérine à parties égales), à l'acide borique.

Dans les *formes eczématisées*, peu d'antisepsie.

Dans les *formes torpides*, mercuriels (oxyde jaune de mercure, onguent de Vigo étendu).

Traiter l'état général des scrofuleux.

XLVII. — POUX DE TÊTE

Ils sont d'une extrême fréquence chez les enfants, à cause des jeux dans la rue et du séjour dans les écoles.

Symptômes. — Prurit, présence des parasites, surtout présence de lentes, et impétigo du cuir chevelu.

Ces lésions peuvent déterminer des *phlegmons* du cou, rarement graves, mais récidivants.

Traitement. — Difficile.

Chez les *garçons* : faire couper les cheveux ras, et traiter l'impétigo.

Chez les *filles* :

1° Tuer les parasites : ou bien lotion au sublimé après savonnage ; ou bien mélange d'huile et de pétrole ; ou bien poudre de staphysaigre ; ou bien *onguent gris*.

2° Faire tomber les lentes en imbibant les cheveux avec : sublimé à 5 pour 1000 dans parties égales d'eau et de vinaigre, et en peignant ensuite avec persévérance.

XLVIII. — PELADE DE CELSE

Étiologie. — L'*âge* est très spécial : entre 8 et 10 ans ; elle guérit à la puberté.

Elle atteint tous les tempéraments.

Elle n'est pas contagieuse (Sabouraud).

Pathogénie. — Les deux théories en vue dans la pelade de l'adulte ont été, dans cette variété, invoquées avec des appuis encore plus hypothétiques :

La *théorie tropho-neurotique* (névrite sympathique).

Le *théorie parasitaire*. — On n'a pas isolé de micro-organismes. Sabouraud n'y a pas trouvé le microbacille séborrhéique, qu'il décrit dans la pelade de l'adulte (pelade de Bateman).

Symptômes. — **Début**. — Il est *occipital ;* la partie atteinte est médiane ou sa répartition est *symétrique*.

Au début, c'est une dépilation diffuse et *progressive*.

Etat. — Deux plaques latérales s'étendant de la nuque au-dessus des oreilles, quelquefois jusqu'au front sur une largeur de deux doigts ; cette évolution dure 4 à 5 mois.

Le centre de la plaque est sec.

Les bords sont nets ; les *cheveux* malades sont abattus rang par rang ; leur arrachement est douloureux, comme celui des cheveux normaux ; leur extrémité adhérente est atrophiée, en pinceau, mais entière.

Il n'y a pas de prurit.

Terminaison. — La *guérison* est constante ; elle survient dans une période dont la longueur varie de un à 10 ans. Mais elle guérit toujours après la puberté.

La guérison se fait non par follets, mais par cheveux *pigmentés d'emblée*, qui croissent de la périphérie vers le centre.

Diagnostic. — La *pelade de l'adulte* (pelade de Bateman), qu'on peut rencontrer à partir de 12 ans, présente un début d'emblée et non progressif; le siège est quelconque. Quand la maladie s'étend, elle peut le faire par îlots isolés. La surface de la peau atteinte est grasse; les cheveux malades sont cassants ; la guérison se fait par l'intermédiaire de poils follets et elle n'est pas amenée par la puberté, quand la maladie s'est développée tôt.

Favus guéri; surface lisse, bords sinueux ; commémoratifs de croûtes.

Alopécie post-traumatique ; il y en a de deux sortes : l'une cicatricielle, facile à reconnaître et incurable. L'autre tout à fait peladoïde (Sabouraud).

Traitement. — *Irriter la plaque :* vésicatoires, acide acétique à 1/30 ou 1/15 dans l'éther ou les alcoolats, etc.

En cas de pelade de Bateman, lotions antiseptiques de sublimé à 1/1000.

XLIX. — FAVUS

Étiologie. — Le favus est une maladie de l'*âge scolaire ;* mais les autres âges n'en sont pas indemnes.

Les *causes prédisposantes* sont la malpropreté (constante), le tempérament lymphatique. L'influence de ces causes est manifeste: un enfant peut s'exposer longtemps à la contagion du favus sans le contracter.

La *contagion* n'est donc pas fatale, mais elle est constante chez les sujets atteints. Ordinairement c'est un favus venu de l'homme. Mais la maladie peut se développer chez la souris, le chien, le lapin, le chat.

Il y a des *pays* à favus ; la plupart des cas viennent de la campagne.

Anatomie pathologique. — Les lésions primitives sont celles de la peau. Ultérieurement, le poil tombe : par nécrose, pour les uns ; par envahissement, pour les autres.

Bactériologie. — Le parasite est l'*achorion* de Schoenlein.

A l'*examen du cheveu*, on trouve un mycélium tout à fait *polymorphe*, et des spores petites.

On a pu le *cultiver* sur milieux solides alcalins.

Symptômes. — **Début**. — Par une rougeur, analogue à celles des trichophyties cutanées. On observe rarement cette période.

Etat. — Caractérisé par la production des *godets*.

C'est d'abord un point jaune, siégeant à la base d'un poil ; puis le point jaune, soulevant l'épiderme qui continue à le revêtir, fait saillie au dehors.

Bien développé le godet est une masse du diamètre de 5 ou 6 millimètres, dont la base externe est cupuliforme et dont le sommet est adhérent ; la couleur est jaune soufre.

Au centre, se trouve un cheveu ; le godet a un développement *circum-pilaire*.

Les godets sont ou bien isolés (et il en existe toujours de tels à la phériphérie), ou bien confluents en une masse croûteuse.

En soulevant cette masse, on fait tomber des cheveux et on découvre une surface rouge, encore recouverte par le corps muqueux de Malpighi.

Autour des godets, les *cheveux* sont crépelés, amincis, de couleur gris-cendré ; ils ne sont pas cassants.

L'ensemble dégage une *odeur de souris*.

Il existe du *prurit*.

MARCHE. — Le favus envahit de proche en proche très lentement. La durée se compte par années.

TERMINAISONS. — La *guérison* peut être obtenue ; on trouve alors un plaque lisse, à contour festonné, environnée d'îlots sporadiques.

Il peut se terminer par une *alopécie* presque complète.

COMPLICATIONS. — Le favus peut se rencontrer sur les *autres parties* du corps, où il présente le même aspect ; sa marche y est plus torpide et moins prurigineuse.

Il coexiste avec du favus du cuir chevelu.

Le *favus des ongles* se traduit par de l'augmentation de l'épaisseur, un aspect poreux à la coupe (aspect de jonc). Il peut exister isolé et ne peut alors être reconnu que par le microscope.

PRONOSTIC. — Il se résume dans la possibilité de l'alopécie, tout au moins limitée.

DIAGNOSTIC. — Très facile.

L'*impétigo* du cuir chevelu a des croûtes plus suintantes, de couleur foncée, adhérentes aux cheveux.

TRAITEMENT. — 1° Faire tomber les croûtes et couper les cheveux.

2° *Épilation* maintenue pendant trois mois entiers.

On peut en outre faire de l'antisepsie locale avec des pommades ou des liquides au mercure ou à l'iode.

En cas d'onychomycose : ou bien ablation chirurgicale, suivie de badigeonnage iodé ; ou bien pansements iodo-iodurés.

L. — TEIGNE TONDANTE A PETITES SPORES

Étiologie. — Cette maladie est deux fois plus *fréquente* que la teigne à trichophyton.

L'*âge* des enfants atteints est d'environ 6 à 12 ans; la maladie guérit toujours à la puberté.

La cause nécessaire et suffisante est la *contagion*, qui se fait largement et avec la plus grande rapidité.

L'*incubation* officielle est de six semaines.

Botanique. — Le parasite est le *Microsporon Audouini*.

Le *cheveu*, examiné au microscope dans de la potasse à 40 pour 100, a l'aspect d'une baguette de verre enduite de colle et roulée dans du sable.

Il n'y a *pas de spores à l'intérieur* du cheveu.

Le microsporon a été *cultivé* sur les milieux sucrés.

Symptômes. — Plaques de quelques centimètres de diamètre, au nombre de 2 à 5.

La *surface* est poudreuse et squameuse.

Les *cheveux* sont fragiles et cassent, en laissant un moignon long de 6 à 7 millimètres ; ils sont fins, décolorés, entourés d'une manchette qui remonte à mi-hauteur.

En essayant d'épiler, on en retire une pincée.

La *plaque épilée* au delà des lésions apparaît légèrement surelevée et grise.

Terminaisons. — L'affection est d'une durée invraisemblable : en moyenne, après un an 1/2, il y a guérison.

D'autres fois, elle *dure* jusqu'à la puberté.

Diagnostic. — Dans la *pelade*, les plaques sont plus unies, les cheveux ne sont pas cassants. L'examen microscopique ne montre pas de spores.

Traitement. — Voir *Teigne tondante à grosses spores*.

LI. — TEIGNE TONDANTE A GROSSES SPORES. TRICHOPHYTIE

Etiologie. — Elle est identique à celle de la teigne à petites spores.

Mais la puberté n'a pas une influence aussi manifeste sur elle.

Botanique. — *Trichophyton tonsurans*. — Le cheveu, examiné dans la potasse à 40 pour 100, montre une surface libre ; au contraire, *à l'intérieur* se voient des *rangées* de spores groupées longitudinalement.

Le trichophyton a été cultivé.

Symptômes. — **Début.** — La première manifestation reconnue est ordinairement une trichophytie cutanée, et c'est à cette occasion qu'on recherche la trichophytie du cuir chevelu.

Etat. — Les parties atteintes doivent être recherchées en rebroussant les cheveux.

Les lésions sont *disséminées* et *peu apparentes*.

Chaque îlot atteint présente un aspect clairsemé; les cheveux malades ne peuvent être arrachés qu'un à un, étant trop peu nombreux et entourés de cheveux sains. Dans les parties atteintes, on voit des points noirs : les cheveux malades, cassés au ras de la peau, ont continué à croître sous elle et s'y étalent.

Le prurit est léger.

En même temps, il y a des lésions cutanées : elles siègent principalement au front, aux oreilles, au poignet, aux épaules. La lésion typique est l'*herpès circiné*. C'est une tache rouge, squameuse ; les bords continuent à s'accroître quelque temps, et le centre étant en régression la lésion prend l'aspect d'une cocarde.

Il peut exister une *onychomycose trichophytique*, dont l'aspect est identique à celui de la lésion du favus (voir *Favus*).

Marche. — La marche est lente; néanmoins la guérison se produit souvent spontanément en quelques années, sans être très nettement influencée par la puberté.

Diagnostic. — Les *alopécies post-impétigineuses* ou *post-furonculeuses*, par la multiplicité de leurs aires, peuvent donner le change. La surface atteinte est nette, dépourvue des points noirs caractéristiques. Il n'y a pas de cheveux cassants. L'examen microscopique est un critérium.

Traitement. — La *trichophytie cutanée* guérit, en une semaine, par deux applications de teinture d'iode faites en frictions assez vigoureuses. D'ailleurs elle guérirait spontanément en quelques semaines.

Les *teignes* sont d'un traitement très difficile; car les antiseptiques agissent non pas sur les bulbes pileux, mais sur les plans superficiels et à titre prophylactique seulement. D'autre part, l'épilation, qui assurerait la meilleure asepsie des follicules, est impossible à cause de la fragilité des cheveux.

Sur tout le cuir chevelu, un badigeonnage tous les soirs de teinture d'iode à 1/4, ou application de vaseline iodée à 1/100.

Sur les plaques de teignes : épilation minutieuse, très difficile au début; elle serait plus facile à la suite du traitement de la plaque à l'huile de croton, suivie le lendemain d'application de teinture d'iode.

On a accusé ce traitement de déterminer des cicatrices.

LII. — GLOSSITE EXFOLIATRICE MARGINÉE

C'est une glossite superficielle.

Étiologie. — Parrot en faisait une lésion hérédo-syphilitique, opinion qui n'est plus admise.

On admet seulement l'influence de toutes les causes générales de débilitation, aucune n'étant spécifique.

Symptômes. — Purement locaux.

Au début, c'est une tache rouge, placée sur la marge de la langue, bordée par un cercle blanc épithélial.

Plus tard, la tache s'agrandit, envahit toute la langue, d'autres points apparaissent ; et chaque point continuant à croître régulièrement, il en résulte les *figures géographiques*.

Les signes fonctionnels sont exceptionnels et toujours légers.

La *durée* peut être très longue ; la marche se faisant par poussées.

Diagnostic. — L'aspect précédemment décrit est caractéristique.

En cas de desquamation totale, la langue ressemble à celle de la *scarlatine*.

Les ulcérations *syphilitiques* sont douloureuses.

Traitement. — Très difficile, et presque inutile. Collutoires glycérinés et propreté.

LIII. — STOMATITE ULCÉRO-MEMBRANEUSE

C'est une stomatite à point de départ gingival et dentaire.

Étiologie. — L'âge moyen est de 6 ans, car la maladie apparaît surtout au moment de l'éruption de la 1re grosse molaire inférieure (*dent de 6 ans*).

Des causes prédisposantes facilitent l'apparition de la stomatite, ce sont toutes les causes de misère physiologique.

L'épidémicité a été notée assez souvent (épidémies d'écoles).

Bactériologie. — Aucun organisme spécifique ; mais pullulation de toute la flore microbienne de la bouche (microcoques et surtout bacilles et spirilles).

Anatomie pathologique. — Exsudat sous-muqueux, qui comprime les capillaires et détermine des points de nécrose.

Symptômes. — **Début**. — Ordinairement par des signes locaux et principalement par la *fétidité* de l'haleine. — Dans quelques cas, léger mouvement fébrile.

Etat. — L'haleine est d'une *fétidité* qui rappelle celle des macérations, mais plus atténuée.

A l'angle de la mâchoire et sous le maxillaire, existent des *ganglions* légèrement tuméfiés et douloureux.

A l'examen de la bouche, on trouve des ulcérations qui présentent des lieux d'élection, au niveau des incisives inférieures, au niveau de la 1re grosse molaire gauche et sur la face interne de la joue au point correspondant.

Les parties atteintes forment des *festons grisâtres* autour du collet des dents atteintes. En enlevant l'exsudat, on découvre une ulcération de profondeur variable.

Il existe de la *douleur* et de la *salivation*, qui en est la conséquence.

Il y a un léger mouvement fébrile.

Marche. — Non soignée, l'affection peut *durer* longtemps, et *envahir* la face interne des joues, les lèvres, la langue, le sillon alvéolo-génien.

Bien soignée, elle dure une dizaine de jours.

Complications. — Elles se produisent sur un mauvais terrain.

Adéno-phlegmons.

Nécrose du maxillaire.

Diagnostic. — Il s'impose, étant donnée la prédominance *gingivale* de la stomatite.

La *diphtérie* buccale s'accompagne de diphtérie pharyngée.

Traitement. — Chlorate de potasse à l'intérieur (1 à 2 gr.)

Gargarismes à l'*eau oxygénée*.

Attouchements avec des substances oxydantes : permanganates, acide chromique, *chlorure de chaux*, teinture d'iode.

LIV. — NOMA

Le noma ou *gangrène de la bouche* est devenu une affection exceptionnelle.

Étiologie. — La *débilitation* causée par les gastro-entérites et la *rougeole* préparent le terrain.

L'*encombrement* dans le milieu hospitalier fait le reste ; il y avait autrefois des épidémies d'hôpitaux.

Symptômes. — **Début.** — Par une plaque noirâtre à la face interne de la joue.

Etat. — Ulcération putrilagineuse intéressant toute l'épaisseur de la joue.

Marche. — Réparation longue par bourgeons, ou au contraire marche extensive et mort en adynamie.

PRONOSTIC. — Très grave.

DIAGNOSTIC. — *Stomatite ulcéro-membraneuse* ; point de départ gingival ; pas de gangrène primitive.

Pustule maligne, début externe.

TRAITEMENT. — Thermocautère.

Soutenir l'état général.

LV. — MUGUET

C'est une mycose à point de départ buccal.

BACTÉRIOLOGIE. — L'agent pathogène est l'*oïdium albicans*, champignon facile à cultiver en tous milieux, surtout sur les milieux sucrés (carotte).

Dans la bouche et sur les milieux peu favorables, c'est un enchevêtrement de filaments (mycélium).

Dans les milieux propices, il ressemble à la levure de bière.

ETIOLOGIE. — *Causes générales :* toutes les causes de débilitation ; la plupart des athrepsiques ont du muguet.

Causes locales : viciation de la salivation (nouveau-nés, stomatites).

Cause déterminante : la contagion ; mais l'épidémicité n'est pas constante, l'*oïdium albicans* se trouvant partout.

SYMPTÔMES. — **Début.** — Stade érythémateux, rarement observé : la bouche, et surtout la langue, est rouge.

L'enfant fait des mouvements continuels comme pour en chasser un corps étranger.

Etat. — C'est la *stomatite crémeuse.*

Des plaques apparaissent sur le dos de la langue; elles sont blanc neigeux, à peine surélevées, très adhérentes et s'effritent quand on cherche à les arracher.

Elles restent habituellement cantonnées sur la langue; quelquefois elles envahissent les lèvres, le palais, le pharynx où elles sont moins blanches.

La *dysphagie* est très accentuée et devient une nouvelle cause de débilitation.

Les *troubles intestinaux* sont fréquents, pendant l'atteinte de muguet.

Marche. — Indéfinie, quand l'affection n'est pas soignée.

Pronostic. — Il n'est pas grave en soi, mais il indique que l'état général est déjà atteint.

Cependant on a mentionné quelques cas d'envahissement de l'œsophage, du cæcum, du poumon, et même des accidents septicémiques (Schmorl, Roger).

Diagnostic. — La seule difficulté, c'est de ne pas le laisser passer inaperçu.

Les *grumeaux de lait* ne prêtent pas longtemps à confusion, car ils ne sont pas adhérents.

La *diphtérie* possède des fausses membranes plus cohérentes et n'a pas de prédominance linguale, mais pharyngée.

La *stomatite aphteuse*, développée par contagion (lait de bovidés atteints de fièvre aphteuse), se reconnaît à la petitesse des aphtes, à leur contour circulaire, à la couleur jaune-beurre.

Traitement. — Propreté de la bouche.

Après chaque prise de lait, nettoyer la bouche avec des tampons montés, trempés dans une *eau alcaline* (eau de Vichy).

Collutoires glycérinés au borax; sublimé, dans les cas rebelles.

LVI. — ANGINE DIPHTÉRIQUE

L'angine diphtérique est une affection causée par l'envahissement de la gorge par le bacille de Loeffler.

Étiologie. — *Causes prédisposantes.* — Age entre 2 et 5 ans; temps chauds et humides.

Maladies antérieures : scarlatine et rougeole.

Transmission de la maladie. — Autrefois la diphtérie apparaissait par épidémies; actuellement elle est tellement endémique qu'il est le plus souvent impossible de retrouver la contagion.

L'enfant est contagieux, dès qu'il présente des fausses membranes; on ne sait pas quand il cesse de l'être, car on a retrouvé dans la bouche des bacilles de Loeffler virulents, un an après la maladie.

Des habits, ayant appartenu à des enfants morts de la diphtérie et enfermés depuis 2 ans, se sont montrés contagieux.

Bactériologie. — Le *bacille de Loeffler* se trouve constamment dans les cas de diphtérie.

Il se colore par tous les colorants ordinaires, et par la méthode de Gram.

Forme : tantôt c'est un bâtonnet court, légèrement renflé aux extrémités; — tantôt c'est un bacille allongé, présentant des grains clairs, qui ne sont pas des spores.

Il pousserait sur tous les milieux; en pratique, on se sert du sérum coagulé, sur lequel le bacille de Loeffler apparaît en 12 ou 24 heures, laissant derrière lui même les staphylocoques et les coli-bacilles. Il forme de petites colonies opaques, plus épaisses à leur centre.

A l'examen direct des fausses membranes, le groupement des bacilles est assez particulier : les bacilles se groupent souvent par deux, les axes faisant toujours entre eux un angle, quelquefois très obtus. La masse est groupée en paquets d'épingles.

Certains bacilles, dits *bacilles pseudo-diphtériques*, ressemblent au bacille de Loeffler. Dans les cas douteux, on a cherché des signes qui indiquent avec certitude la *virulence* des bacilles examinés : la longueur du bacille, la rapidité d'apparition des colonies sur sérum ne sont que des caractères de probabilité; un seul donne la certitude, c'est l'inoculation au cobaye.

Presque toujours le bacille de Loeffler se rencontre avec d'autres micro-organismes; les principaux sont les streptocoques et les staphylocoques. Ainsi, pour qu'on puisse dire qu'il y a *diphtérie associée*, il faut : 1° que les microbes, autres que le bacille de Loeffler, soient en grand nombre; 2° que l'inoculation les montre virulents.

PATHOGENIE. — Les recherches de Roux et Yersin ont montré que la culture filtrée de bacilles de Loeffler dite « toxine » détermine les mêmes accidents et les mêmes lésions que le bacille (néphrite, paralysie).

La conclusion est que la diphtérie, maladie locale, produit non pas une septicémie, mais une *toxémie.*

ANATOMIE PATHOLOGIQUE. — La *fausse membrane* est formée d'un exsudat fibrineux englobant des cellules épithéliales dégénérées, quelques leucocytes et des bacilles.

COMPLICATIONS. — Reins : gros, plus ou moins congestionnés. — Néphrite surtout épithéliale.

Système nerveux : Lésions portant sur le neurone moteur périphérique : névrite segmentaire péri-axile (Charcot et Gombault); altérations radiculaires antérieures (Déjerine); cellules des cornes antérieures (Henriquez et Hallion dans des recherches expérimentales, Katz). On ignore quelle est la lésion primitive.

Poumon : voir *Croup*.

SYMPTÔMES DE LA FORME COMMUNE. — **Début.** — Il est quelquefois brusque; ordinairement, il est insidieux : l'enfant devient grognon, un peu fébrile vers le soir; rarement il se plaint de la gorge dès le début, de telle sorte que, après les 2 ou 3 jours que dure cette période, on trouve ordinairement les fausses membranes constituées.

Etat. — Période des *fausses membranes.*

La fausse membrane est une plaque blanc jaunâtre.

Les bords sont nets; l'adhérence est assez faible, pour qu'on puisse la retirer au moins en partie. Agitée dans un tube à essai avec de l'eau, elle ne se désagrège pas.

Primitivement, les fausses membranes siègent au pôle supérieur de l'amygdale; de là, elles peuvent envahir les piliers, surtout le postérieur, et la luette. Cette marche est presque caractéristique.

L'*haleine* présente une odeur un peu fétide.

Ganglions angulo-maxillaires, durs, légèrement douloureux, bien isolés les uns des autres.

La *dysphagie* est notable, mais ne gêne pas l'alimentation.

Les *symptômes généraux* sont légers; après une poussée, la température se tient vers 38,5, le soir.

Il peut exister de l'*albuminurie.*

Marche. — En quelques jours (5 à 10), les fausses membranes évoluent et disparaissent.

L'albuminurie ne dure pas; les ganglions sont plus tenaces.

Après cette forme bénigne, sans phénomènes d'intoxication, les paralysies de la convalescence sont néanmoins possibles, peu graves en général.

FORME AVEC INTOXICATION. — **Début.** — Il est le même que dans la forme précédente.

Ce qui domine, c'est l'étendue de l'envahissement du processus diphtérique :

Les fausses membranes *tapissent* les piliers; quelquefois les joues, les lèvres.

Le *nez* est atteint; rarement, c'est un coryza avec fausses membranes ; le plus souvent, sécrétion séro-purulente avec jetage abondant (bacilles de Loeffler).

État général. — Il frappe à première vue.

L'enfant est abattu, rarement agité; le facies est à la fois pâle et légèrement cyanosé (*facies plombé*).

Les urines contiennent de l'albumine.

Le pouls est petit et rapide.

La température peut n'être pas élevée; elle atteint ordinairement 39°.

Marche. — La *mort* peut se produire dans un état de prostration, ou par syncope,

La guérison peut se produire. Mais c'est dans ces cas qu'on observe de l'*albuminurie traînante* et des *paralysies*.

FORME ASSOCIÉE ; STREPTO-DIPHTÉRIE. — Cette forme débute comme les autres, ou plus brusquement.

A la période d'*état*, ce qui frappe c'est l'*état inflammatoire* des parties atteintes.

Les fausses membranes sont grisâtres, putrilagineuses.

Les piliers sont tuméfiés.

Les ganglions sont gros, douloureux, fusionnés en une masse unique, pour laquelle on redoute la suppuration.

L'haleine est très fétide ; le nez est le siège d'un écoulement purulent.

La dysphagie est intense, la voix nasonnée.

La température est élevée ; les urines sont albumineuses.

La *marche* est irrégulière ; ce qui est à craindre dans cette forme, ce sont les complications par infection à distance ou par septicémie (suppuration ganglionnaire, otite, endocardite, arthrites, bronchopneumonie).

Les rechutes sont plus fréquentes dans cette forme.

Autres diphtéries. — La plupart sont *secondaires* à l'angine ; néanmoins dans quelques cas on les a observées à titre de diphtéries *primitives*.

La plus fréquente est le *coryza*, qui est souvent primitif chez le nourrisson. Il existe deux formes : forme séro-purulente, forme à fausses membranes (plus rare).

On rencontre quelquefois des diphtéries *buccale*, *conjonctivale*, *vulvaire*, *cutanée* (influence d'un vésicatoire), des panaris de la variété sous-épidermique.

Ces diphtéries extrapharyngiennes peuvent même, quand elles sont primitives, s'accompagner de complications toxiques.

Complications. — **Bronchopneumonie**. — Surtout fréquente après le croup ou dans la strepto-diphtérie.

Adénites suppurées. — *Otite*, *mastoïdite* de la strepto-diphtérie.

Pseudo-rhumatisme infectieux. — Il se termine ordinairement par résolution; quelquefois *pyarthrose* d'une gravité exceptionnelle. Toutes ces arthrites sont rares

Erythèmes *scarlatiniforme*, *morbilliforme* ou *purpurique*. — Ils peuvent se produire dans deux conditions : ou bien au cours même de la maladie, ou pendant la convalescence.

Ces derniers, les plus typiques, sont annoncés par une élévation passagère de la température.

A part quelques cas exceptionnels, ils succèdent à des diphtéries associées au streptocoque.

D'autres relèvent du sérum, principalement l'*érythème ortié*.

Cardiopathies. — Le cœur peut être atteint; l'endocardite et la péricardite sont rares, relativement à la *myocardite*. La tachycardie, l'arythmie, la douleur précordiale, l'assourdissement des bruits du cœur, la cyanose en sont les symptômes, comme dans toute maladie infectieuse. La guérison est possible ; la mort est fréquente et survient par suite de la dyspnée progressive ou par syncope.

Néphrite. — Elle est très fréquente mais à des degrés divers : la *forme grave* avec diminution de l'urine, myosis, œdème est exceptionnelle.

La *forme légère* avec l'albuminurie pour seul symptôme est au contraire fréquente; les urines sont abondantes, claires, contenant de 0, 5 à 2 grammes d'albumine par litre. Il n'y a pas d'œdème. La durée peut être longue et elle est sensiblement proportionnelle à la quantité d'albumine.

La *terminaison* est exceptionnellement l'urémie aiguë, et plus rarement encore le mal de Bright ; la résolution est habituelle.

La néphrite existe aussi bien dans les formes pures, que dans les formes associées.

Paralysies diphtériques. — Elles comptent parmi les complications les plus fréquentes, les plus graves, et les plus caractéristiques.

Nous avons vu qu'elles résultent de l'atteinte du *neurone moteur* périphérique par la *toxine* diphtérique.

Toutes les formes sont possibles, nous décrirons seulement les tableaux cliniques les plus fréquents.

La *forme ordinaire* débute dans la deuxième semaine.

La déglutition est gênée; les liquides, surtout quand ils sont tièdes, repassent par le nez. La voix est nasonnée et ressemble à celle des sujets atteints de perforation palatine. A l'examen, le voile du palais est pâle et flasque.

La température reste normale.

L'asthénopie accommodative, quelques palpitations quelques fourmillements dans les jambes et l'albuminurie sont des phénomènes presque constants.

La marche est assez irrégulière, mais en quelques semaines tout disparaît.

La *forme grave*, beaucoup plus rare, succède à des diphtéries graves.

Le début est identique à celui de la forme précédente.

Puis apparaissent des troubles sérieux de la vision, du strabisme.

Enfin la paralysie atteint les membres : d'abord picotements et faiblesse dans les jambes ; on constate alors une abolition complète des réflexes. — Puis troubles analogues du côté des membres supérieurs. Ultérieurement l'atrophie apparaît.

Finalement, le malade est emporté soit par la paralysie du diaphragme (dyspnée progressive), soit par la paralysie du cœur (tachycardie et syncope), soit par la gangrène pulmonaire (pneumonie de déglutition, favorisée par l'état d'inanition qu'entraîne la paralysie du voile du palais).

Il existe une *forme fébrile* généralisée d'emblée, une *forme ascendante aiguë* répondant au syndrome de Landry, une *forme sensitive* avec pseudo-tabes, une *forme cardiaque* isolée.

Dans toutes ces formes, la guérison est exceptionnelle

Pronostic. — Le pronostic de la diphtérie dépend de l'âge du malade, de l'étendue et de la durée des fausses membranes, de l'*état général* (facies, albuminurie, etc.), de l'association microbienne et de la précocité du traitement antitoxique.

On doit tenir compte de l'état antérieur, car les *diphtéries secondaires* (rougeole, coqueluche, scarlatine) sont plus graves.

Enfin le pronostic doit toujours être réservé, tant à cause des *accidents de la convalescence* (albuminurie, paralysies) qu'à cause des *rechutes* possibles.

Diagnostic. — Il n'y a pas lieu de parler des diphtéries *sans fausses membranes*, qui sont des exceptions ou des formes de début, ni des *diphtéries méconnues*, puisqu'on doit de parti pris examiner la gorge de tout enfant.

Les caractères de l'*angine diphtérique* sont le début lent, la légèreté des phénomènes inflammatoires, l'étendue de l'exsudat et sa tendance à l'envahissement, les phénomènes d'intoxication immédiats (facies) et ultérieurs (paralysies).

L'angine herpétique a un début brusque, s'accompagne d'herpès labial, de température élevée, de fausses membranes multiples et non envahissantes.

L'angine pultacée simple possède des caractères analogues; l'exsudat est désagrégé par agitation avec de l'eau dans un tube à essai.

L'angine phlegmoneuse est asymétrique et s'accompagne de phénomènes généraux intenses.

Le *chancre de l'amygdale* est unilatéral et exceptionnel chez l'enfant.

L'angine de Vincent (association d'un spirille et d'un bacille fusiforme), et les angines à *fausses membranes sans Loeffler* sont d'un diagnostic plus délicat, qui peut s'appuyer sur la marche peu extensive, le groupement et surtout sur l'examen bactériologique.

La *bactériologie*, par l'examen direct et surtout par les cultures (sérum), montre la présence du bacille de Loeffler et des microbes associés.

Traitement. — *Préventif* : désinfection, isolement, injections de sérum à faible dose.

Curatif. — *Propreté* bucco-pharyngienne par solutions antiseptiques très faibles.

Sérum antidiphtérique : avant un an, un centimètre cube par mois. A partir de 1 an, 10 à 20 cc. d'emblée, suivant l'étendue des fausses membranes.

Complications : myocardite : caféine, strychnine.

Albuminurie : régime lacté.

Paralysies ; faradisation, strychnine.

LVII. — DILATATION CONGÉNITALE DE L'ESTOMAC

Pathogénie et anatomie pathologique. — Affection due à une *sténose congénitale du pylore*.

Étiologie. — Maladie rare.

L'*influence familiale* a été notée.

Symptômes. — Le *début* se fait quelques semaines après la naissance.

A la *période d'état*, l'enfant vomit après chaque ingestion de lait.

La constipation est opiniâtre ; les urines sont diminuées.

L'abdomen est rétracté.

Quelquefois on peut sentir une tumeur déterminée par l'hypertrophie du pylore.

Marche. — Peu à peu l'amaigrissement se prononce et l'enfant meurt dans un état cachectique ou emporté par une complication.

On a noté de grandes dilatations, chez l'enfant plus âgé, qu'on *suppose* être des cas de sténose congénitale peu serrée, et ayant par conséquent évolué plus longtemps que la forme ordinaire.

Diagnostic. — *Occlusion intestinale* ; ventre ballonné.

Traitement. — La pyloroplastie et la gastro-entérostomie, qu'on a faites chez l'adulte, n'ont pas encore été pratiquées avant l'âge de 7 ans.

LVIII. — CONSTIPATION DES NOURRISSONS

Symptômes. — La *rareté des selles* est le symptôme capital, mais il ne faut pas y attacher une importance excessive.

Il faut encore considérer l'*abondance des selles* ; certains enfants ont 3 ou 4 selles par jour et sont cependant constipés.

La *qualité des selles* est un caractère important ; des matières dures indiquent à coup sûr qu'il y a constipation, les matières étant toujours liquides chez le nourrisson.

Formes et diagnostic de la cause. — La *sténose congénitale du pylore*, les *imperforations du rectum* sont des causes rares, qu'on reconnaît à l'examen attentif.

Les *méningites* provoquent une constipation, dont la cause passe rarement inaperçue, à cause des vomissements, de l'assoupissement et des troubles oculaires.

L'inanition est fréquente chez les enfants élevés au sein par une nourrice insuffisante. Elle est difficile à dépister, quand la nourrice est de mauvaise volonté.

L'alimentation au lait stérilisé provoque normalement une constipation légère.

La *dyspepsie du sevrage* précédant le rachitisme est causée par le lait de vache et par l'abus précoce des féculents. Elle s'accompagne de dilatation stomacale. Les stigmates du rachitisme apparaissent si l'affection persiste.

Les *fissures à l'anus* doivent toujours être recherchées en cas de constipation. Les pommades cocaïnées, belladonnées, et, au besoin, la dilatation au doigt sont des moyens à essayer dans beaucoup de cas.

Toutes ces causes étant éliminées, il reste quelques cas rares de *constipation habituelle essentielle*, qui sont liés à une malformation du côlon, le *megacolon congénital de Hirschsprung*. Les symptômes sont : constipation opiniâtre, scybales, gros ventre.

Les enfants sont emportés, dans le cours de la première année, par des accidents dysentériformes.

Traitement. — Saisir l'indication causale.

Entéroclyse.

Sirop de chicorée (rhubarbe), une à trois cuillerées par jour.

Huile de ricin, 15 grammes d'émulsion du Codex.

LIX. — GASTRO-ENTÉRITES

Étiologie. — Les gastro-entérites des nourrissons sont d'une fréquence extrême (1/6 de la mortalité totale).

Causes déterminantes. — Les principales sont l'*allaitement artificiel* (9/10) et la débilitation préalable (syphilis, mauvaise hygiène, *dyspepsie*).

Causes prédisposantes. — Elles sont pour la plupart accessoires : dentition, hygiène défectueuse de la nourrice, règles de la nourrice, abcès du sein.

Il y en a trois, qui priment tout :

L'*élévation de la température* atmosphérique,

Les *tentatives de sevrage*,

L'*épidémicité*, surtout dans les hôpitaux et dans les crèches.

Bactériologie. — Dans les *matières fécales*, on a trouvé des staphylocoques, des streptocoques, le bacille pyocyanique, le proteus, le bacillus mesentericus, le coli-bacille à pigment vert de Lesage, mais surtout et presque constamment *le coli-bacille* (principalement de la variété dite transparente, et toujours *virulent*). Ce qui est spécial, c'est que l'agent pathogène est à l'état de pureté.

Dans les *viscères*, et surtout dans la rate, on a trouvé le coli-bacille (toute hypothèse d'envahissement cadavérique ou même agonique ayant été écartée.)

Dans le *lait*, on a retrouvé les mêmes microbes et

même beaucoup d'autres. Ce sont surtout les laits ayant subi une fermentation acide qui importent ; ils contenaient 30/100 du coli-bacille virulent, 70/100 non virulent (Lesage).

Le lait est donc un *agent d'infection* ; il serait encore un *agent d'intoxication*, car la stérilisation n'atteint que les microbes et laisse subsister les toxines, capables, à elles seules, de déterminer une gastro-entérite (Marfan).

Anatomie pathologique. — Les lésions sont très variables et dépendent plus de *la durée* de l'infection que de sa nature.

Cas rapides : organes cyanosés, peu de lésions.

Cas moyens : organes anémiés, desquamation de la muqueuse digestive, rate de volume très variable. — Au microscope : dégénérescences des épithéliums et infiltration leucocytaire (surtout de l'intestin et du foie).

Quant à la tuméfaction des follicules clos (*psorentérie* des Allemands), elle est inconstante et liée surtout à une prédisposition individuelle.

Cas prolongés : tendance à la localisation au gros intestin et à la production d'ulcérations.

Pathogénie. — Soit spontanément, soit sous l'influence d'une cause pathogène (dentition, indigestion), le tube digestif de l'enfant devient un lieu de moindre résistance. Il devient la proie d'une intoxication exogène (lait) ou d'une infection exogène (lait), ou d'une toxi-infection endogène (exaltation de la virulence des microbes intestinaux).

L'évolution ultérieure dépend de la virulence de l'infection, de la réaction de la muqueuse, de la qualité du travail des parenchymes (rate, rein, et surtout *foie*).

Symptômes. — Ils sont variables d'un enfant à l'autre, sans qu'on puisse établir l'influence de la cause.

Gastro-entérite légère. Diarrhée verte. — Cette affection est caractérisée presque uniquement par des phénomènes locaux. Quelques vomissements, des selles plus fréquentes, contenant des grumeaux de lait, et surtout *colorées en vert* soit uniformément, soit en stries (selles panachées).

L'enfant est un peu grognon, la peau un peu chaude.

La courbe des poids reste stationnaire.

En quelques jours, tout rentre dans l'ordre, à moins que, les conditions hygiéniques restant mauvaises, cette indisposition devienne le prélude d'une des formes suivantes.

Gastro-entérite à type pyrétique. — Le *début* peut en être subit ou ressembler à celui de la forme précédente.

A la *période d'état*, les symptômes locaux sont accentués : la langue est sèche et tend à rougir à la pointe et sur les bords ; l'enfant vomit fréquemment des grumeaux grisâtres de lait caillé, nageant dans un liquide acide. Les selles sont fréquentes, plus ou moins colorées en vert par les pigments biliaires (réaction de Gmelin), acides au tournesol, très fétides ; elles déterminent rapidement de l'érythème fessier. Les cuisses se fléchissent à chaque instant sur le bassin, traduisant avec les cris l'existence de coliques.

Le ventre est météorisé ; le foie et la rate sont augmentés de volume.

Les symptômes généraux sont accentués ; la température monte vers 40°. Le facies est altéré. Le poids varie dans des proportions qui sont très inégales et qu'il est impossible de prévoir.

Les symptômes nerveux sont variables et les deux formes de Rilliet : *éclamptique* avec convulsions et *méningée* avec photophobie, sont surtout des formes de début.

La *terminaison* peut être la *mort*, survenant en adynamie, ou la *guérison*, annoncée par la chute de la température, l'atténuation des symptômes et souvent par une crise diarrhéique bilieuse.

Gastro-entérite à type algide. Choléra infantile de Trousseau. — Le *début* peut survenir en pleine santé, ou bien chez des enfants présentant des troubles digestifs, ce qui est la règle.

Période d'état. — En quelques heures, surviennent des phénomènes, dont la haute gravité s'impose.

Les vomissements deviennent incessants, d'abord alimentaires, puis aqueux. Les selles sont profuses, cessent d'être vertes, liées et acides, pour devenir *aqueuses*, alcalines, d'odeur fade à peine fétide (pas de grains riziformes). La soif est inextinguible ; tant qu'ils le peuvent, les enfants se jettent sur le sein ou sur le biberon et continuent les efforts de succion en l'absence de ces objets. Le ventre est souple et n'est jamais météorisé. Le foie et la rate restent ce qu'ils étaient au début.

Les yeux sont enfoncés dans les orbites, ternes.

L'amaigrissement ou plutôt la déshydratation est intense : les membres sont flasques, la peau du ventre se laisse plisser comme un linge mouillé.

Le pouls est nul, le cœur est faible. Les extrémités sont froides, la température centrale étant 37 à 38.

L'abattement se prononce d'heure en heure.

La *durée* est de 2 ou 3 jours, quelquefois moins.

Terminaisons. — La *mort* est annoncée par des convulsions ébauchées, la lenteur du pouls, l'affaissement des fontanelles, la cessation des vomissements avec persistance de la diarrhée aqueuse, la dyspnée toxique, la cyanose progressive.

La *guérison* est plus rare ; elle est annoncée par la diarrhée verte et l'élévation de la température.

Complications. — Au cours des gastro-entérites, on peut observer des complications diverses :

Néphrite avec albuminurie, cylindres et dyspnée.

Dyspnée sine materia toxique ou liée à l'envahissement pulmonaire du coli-bacille.

Broncho-pneumonie à coli-bacille, streptocoque ou pneumocoque.

Pseudo-méningites.

Pronostic. — Il dépend du mode d'alimentation (enfant au sein ou au biberon), de l'état de santé antérieur, des symptômes suivants :

Les vomissements, la diarrhée profuse et aqueuse, les phénomènes nerveux, la faiblesse cardiaque sont des symptômes graves qui demandent une thérapeutique active.

Traitement. — **Dans tous les cas.** — Supprimer tétées et biberon, qui alimentent les fermentations et mettre l'enfant à la *diète hydrique* (0^l,500 à 1^l,500 d'eau bouillie par jour, pendant 48 h. si c'est nécessaire). Succédanés : eau de riz, eau d'Alet.

Antisepsie faible du tube digestif : benzonaphtol, 0 gr. 30 à 0 gr. 80. — Acide lactique, 1 à 2 gr.

Lavage d'intestin 2 fois par jour avec un 1/2 litre d'eau salée 7/1000 (sonde de Nélaton n° 20 ; bock à injections placé à 0^m,50 au plus en hauteur).

Indications particulières. — *Fièvre très élevée :* bains froids.

Algidité : bains chauds, caféine (0 gr. 25 à 0 gr. 50), cognac 30 gr., injections sous-cutanées d'éther.

Déshydratation : injections sous-cutanées d'eau salée 7/1000, 50 à 200^{cc} par jour en plusieurs fois.

Vomissements répétés : lavage d'estomac à l'eau salée (l'entérite cholériforme est une contre-indication).

Faut-il administrer des *purgatifs?* Non, dans le cas de choléra infantile. — Oui, dans le cas où les matières sont fétides et contiennent des grumeaux de lait non digérés. Calomel 0 gr. 10 en trois paquets.

Diarrhée traînante. Voir *Diarrhée chronique*.

LX. — DYSPEPSIE CHRONIQUE

Synonymie. — *Gastro-entérite à répétition* ou *chronique*.

Étiologie. — Trois facteurs principaux, qui peuvent exister seuls ou associés.

La *débilité congénitale :* enfants prématurés, syphilitiques, nés d'une grossesse ayant évolué avec des privations ou des maladies infectieuses.

La *mauvaise alimentation ;* exceptionnelle chez les enfants élevés au sein, elle est fréquente avec l'alimentation artificielle ; mais la cause qui prime tout est la *sur-alimentation*, l'enfant recevant le biberon irrégulièrement pour calmer ses cris et n'ayant pas le temps de digérer dans l'intervalle.

Le *sevrage précoce*, principalement l'abus des farineux.

Bactériologie. — Ici, grande variabilité et multiplicité chez le même sujet de la flore intestinale; le streptocoque et le coli-bacille dominent.

Pathogénie. — Tandis que les gastro-entérites aiguës sont le plus souvent des hétéro-infections, la dyspepsie chronique présente des *causes endogènes;* les matières dégluties mal digérées fermentent au hasard de la flore dominante, et les produits formés déterminent de l'auto-intoxication.

Anatomie pathologique. — *Estomac*, soit rétréci, soit dilaté (après la première année); sclérose de la muqueuse.

Intestin. Allongement (jusqu'à 12 fois la longueur du corps), et dilatation portant tantôt sur le côlon transverse, tantôt sur l'intestin grêle.

Symptômes. — **Début**. — Il peut se faire après une gastro-entérite aiguë; le plus souvent l'infection est chronique d'emblée.

Période d'état. — Les *vomissements* sont fréquents, non pas les simples régurgitations, mais des vomissements se produisant quelque temps après la prise de lait. Le liquide rendu est très acide, non pas à cause de l'HCL libre (ce qui arrive quelquefois), mais à cause des acides de fermentation.

La *diarrhée* est habituelle, sans que les selles soient très fréquentes. Les matières varient du jaune au vert et contiennent surtout des grains de caséine non digérée.

Souvent de l'*érythème fessier* montre que les selles sont irritantes.

Le ventre *est gros*, souple, excepté dans les périodes de tympanisme où il devient tendu.

Tous les ganglions sont hypertrophiés, ce qui constitue une forme de la *polymicroadénite*.

L'état général reste longtemps indemne.

Marche. — Trois cas peuvent se produire :

La dyspepsie peut *guérir*.

L'enfant peut être emporté par une gastro-entérite aiguë ou par une *complication* intercurrente.

La dyspepsie peut évoluer dans deux directions variables suivant l'âge :

a) Avant trois mois, vers l'*athrepsie* (voir *Athrepsie*);

b) Après trois mois, vers la dilatation d'estomac et le *rachitisme* (voir *Rachitisme*).

Complications. — Elles sont fréquentes :

Erythèmes, érythème des fesses, eczéma sec, purpura, abcès multiples.

Broncho-pneumonies; pseudo-asthme dyspeptique, muguet.

Diagnostic. — La difficulté du diagnostic consiste à reconnaître l'élément dominant : dyspeptique, infectieux, catarrhal, — pour bien diriger le traitement.

Traitement. — Avant tout autre traitement, prescrire le lait de femme, ou tout au moins la régularité des prises de lait. Restreindre par le coupage la quantité de lait ingérée; au besoin, diète hydrique

Si la diarrhée continue, une cuillerée à café d'eau de Vichy, ou une cuillerée à soupe d'eau de chaux avant chaque tétée. — Alimentation avec du kéfir.

Dans les cas plus rebelles, on a des moyens plus énergiques, dont il faut saisir l'indication : les purgatifs (huile de ricin émulsionnée, calomel), en cas d'évacuation incomplète ; — le lavage d'estomac en cas de stase gastrique; — la pepsine en potion à 1/100, en cas de dyspepsie simple; — le tannigène

(1 gr. par jour) ou la tannalbine (2 gr. par jour), en cas de diarrhée avec productions muqueuses.

Les injections sous-cutanées d'eau salée à 7/1000, répétées plusieurs jours de suite, à la dose de 10 cc., sont d'utiles adjuvants.

LXI. — DYSPEPSIE DU SEVRAGE

Voir *Rachitisme*.

LXII. — DYSPEPSIE DE LA SECONDE ENFANCE OU DYSPEPSIE DES COLLÉGIENS.

ÉTIOLOGIE. — *Causes prédisposantes;* comme toujours dans les gastropathies, l'influence héréditaire est considérable.

Causes déterminantes. — On retrouve souvent dans les antécédents la dyspepsie du sevrage et le rachitisme.

L'abus des boissons, la mastication hâtive, l'abus des aliments pauvres et encombrants ont été invoqués.

La sédentarité y prédispose.

Toutes ces causes sont réunies chez le *collégien.*

SYMPTÔMES. — *Signes fonctionnels.* — L'appétit est capricieux, ordinairement diminué, les enfants ingèrent une grande quantité de boissons.

Les digestions sont pénibles, s'accompagnent de céphalalgie, de tendance au sommeil, de turgescence de la face.

La constipation est habituelle.

Signes physiques. — L'estomac est dilaté; le clapotage indique qu'il descend aux environs de l'ombilic.

La palpation permet souvent de sentir des scybales liées à la constipation.

Etat général. — Les enfants sont pâles, maigres, paresseux.

Ils sont sujets aux sueurs, souvent fétides.

Forme douloureuse gastralgique. — A la fin des repas, surtout de celui du soir, apparaissent des douleurs épigastriques plus ou moins violentes, qui cessent spontanément ou ne sont calmées que par le vomissement.

Chimisme gastrique. — Quelquefois hyperpepsie. Ordinairement hypopepsie légère.

Dans la forme douloureuse, toujours hyperchlorhydrie.

Enfin très souvent le chimisme est variable chez le même sujet.

Complications. — Elles sont fréquentes :

Céphalalgie persistante, névralgies, terreurs nocturnes.

Angoisse précordiale, palpitations.

Prurigo de Hebra, urticaire, séborrhée, eczéma.

Albuminurie transitoire.

Toux dyspeptique et faux asthme.

Diagnostic. — Le diagnostic s'impose; la difficulté consiste à saisir les *causes*, la tendance actuelle du *chimisme*, et les *indications thérapeutiques*.

Traitement. — *Hygiène stomacale* : mastication lente, modérer l'ingestion des liquides ; aliments substantiels. — Repas nombreux.

Médicaments : alcalins et amers, suivant le chimisme gastrique.

Hygiène générale.

LXIII. — ENTÉRO-COLITE MUCO-MEMBRANEUSE

ÉTIOLOGIE. — C'est celle de la dyspepsie chronique, dont elle est une forme compliquée.

SYMPTÔMES. — Ce qui domine, c'est la *constipation*, très difficile à vaincre.

Les matières sont dures, accompagnées rarement de produits membraniformes, le plus souvent de *productions glaireuses;* elles ressemblent à du blanc d'œuf.

Il y a des *douleurs* abdominales, localisées tantôt autour de l'ombilic, tantôt et plus souvent sur le trajet du côlon descendant.

Ces douleurs peuvent survenir par *crises* avec ténesme, symptômes gastriques et fièvre.

Tous les malades sont dyspeptiques.

PRONOSTIC. — Peu grave, mais affection très rebelle.

DIAGNOSTIC. — La difficulté consiste à ne pas laisser la maladie passer inaperçue.

Au moment des *crises douloureuses*, on pourrait confondre l'entéro-colite muco-membraneuse avec les *dysenteries nostras*, qui s'accompagnent de ténesme plus marqué, d'expulsions gangréneuses, d'hémorragies.

TRAITEMENT. — Celui de la dyspepsie.

La *constipation* est combattue par l'huile de ricin, l'enteroclyse.

Cures thermales.

LXIV. — VERS INTESTINAUX

Les vers intestinaux sont doublement intéressants chez l'enfant : 1° A cause de leur *fréquence*, due à ce que les enfants portent tout à leur bouche;

— 2° à cause des *accidents* qu'ils peuvent déterminer.

LXV. — OXYURE VERMICULAIRE

Ver de l'ordre des Nématodes, de la famille des Ascarides.

Cycle de développement. — Les œufs se rencontrent dans les matières fécales (masses ovoïdes de 50 μ) ; ils contiennent l'embryon gyriniforme.

On admet que ces œufs ne se développent pas sur place, il faut une réinfection : soit par auto-inoculation, fréquente à cause du prurit et du grattage qui loge les œufs dans les sillons des ongles ; — soit par hétéro-infection (dessiccations des matières fécales).

L'œuf ne se développe que si le suc gastrique dissout sa coque isolante.

L'embryon se développe dans l'intestin grêle ; adulte, l'animal se tient dans l'iléon. Après la fécondation, il passe dans le cæcum, où il a tendance à rester ; quelques individus descendent jusqu'à l'anus.

Forme. — La femelle a 12 mm. de long ; le mâle, 0 mm. 5.

Le corps est effilé en deux pointes.

Les femelles sont 10 fois plus fréquentes que les mâles.

Symptômes. — *Début.* — Leuckart a vu les oxyures apparaître, dans ses selles, 15 jours après l'ingestion.

Le symptôme capital est le *prurit* de l'anus ; léger, quand le malade est debout ; intolérable, dès qu'il est au lit, au point de gêner le sommeil et de provoquer un état d'irritabilité.

A l'examen, on rencontre des oxyures dans les plis de l'anus et dans les matières fécales, et toujours des œufs.

Marche. — La durée peut être indéfinie, à cause des ré-inoculations.

COMPLICATIONS. — Eczéma péri-anal.

Vulvite et habitudes de masturbation, chez les fillettes.

Etat de neurasthénie, quand le prurit est intense.

TRAITEMENT. — Difficile; les récidives sont fréquentes.

Lavements d'eau froide, tous les jours, pendant quinze jours.

Dans les cas rebelles, additionner de sublimé (0,02 centigr.), de glycérine, de savon.

En même temps, purgatifs.

LXVI. — ASCARIDES

L'*Ascaris lombricoïdes* est un ver, de l'ordre des Nématodes, de la famille des Ascarides.

Le même parasite est très fréquent chez le porc.

Il existe d'autres ascarides qui sont plus rares.

CYCLE DE DÉVELOPPEMENT. — L'œuf est rendu avec les matières fécales; c'est une masse ovoïde de 75 μ.

Pendant plusieurs semaines, il subit dans le sol une incubation, sans laquelle il ne pourrait se développer; des œufs se sont montrés vivaces après 5 ans.

C'est à l'état d'œuf, que le parasite est introduit dans l'organisme; probablement par *les eaux* de boissons.

Existe-t-il un hôte intermédiaire? L'opinion classique le nie. Leuckart croit à la nécessité du passage dans l'intestin du millepattes (*iulus guttulatus*) dont les excréments souillent les *fruits*.

Quoi qu'il en soit, l'œuf arrive dans l'estomac, se désagrège et l'embryon devient libre.

Il se développe dans l'intestin grêle, et y pond des œufs.

Le parasite se tient de préférence dans le jéjunum.

Forme. — La femelle a une longueur moyenne de 25 centimètres; le mâle, de 15 cent.

Les mâles se reconnaissent à ce que leur extrémité caudale tend à s'enrouler en crosse. Ils sont moins nombreux que les femelles.

La durée de chaque individu est d'une année.

Symptômes. — Il est exceptionnel que la présence des ascaris ne détermine aucun symptôme.

Le plus souvent, il y a des nausées, des douleurs épigastriques, des *coliques*, principalement après l'ingestion de mets épicés; elles sont calmées par le repos au lit.

Les *phénomènes réflexes* sont fréquents : parmi ceux-ci, il faut surtout noter le prurit du nez et les troubles oculaires (strabisme, amblyopie, etc.).

L'état général peut être atteint, et un certain degré d'*anémie* est fréquent.

Naturellement le phénomène pathognomonique est l'*expulsion* d'un ver, soit dans les selles soit par le vomissement, et cela fréquemment à la suite de l'administration des purgatifs.

La présence des œufs dans les matières est constante.

Complications. — Elles sont des plus variables ; le plus souvent liées à un état particulier antérieur ou intercurrent, les vers n'étant que des causes déterminantes.

Le système nerveux surtout peut être atteint; une *pseudo-méningite* avec phénomènes oculaires, grincement de dents, raideur de la nuque, cris nocturnes, somnolence, paralysies, a quelquefois cédé à l'expulsion des ascaris.

D'autres fois il s'agissait de *paralysies* isolées : hémiplégie, monoplégie, paraplégie.

Quelquefois ce sont des *phénomènes épileptiformes :* vertiges et convulsions.

Dans tous ces cas, il faut incriminer soit l'hystérie pure, soit un état d'*hystéro-traumatisme* entretenu par les helminthes.

On a noté des cas d'*anémie pernicieuse* progressive.

Parmi les phénomènes mécaniques, on a observé l'*occlusion intestinale*.

Certains accidents résultent de la *migration insolite* du parasite : abcès vermineux de l'ombilic, de l'aine; angiocholite; spasme de la glotte; péritonites.

Au cours des *maladies infectieuses*, les ascaris semblent prédisposer au collapsus cardiaque.

PATHOGÉNIE. — Dans tous ces accidents, trois facteurs principaux entrent en jeu; ce sont : la *prédisposition individuelle*, les *actions nerveuses réflexes*, et l'*intoxication*. Le corps des ascaris renferme en effet des produits solubles, capables, par exemple, au cours d'une dissection, de déterminer une éruption vésiculeuse sur les parties qui ont subi un contact direct.

PRONOSTIC. — Il n'est pas grave en général; la plupart des accidents cèdent à l'expulsion des vers.

Mais il faut tenir compte de la fréquence des récidives.

Les premiers symptômes d'*intoxication* par la santonine sont la xanthopsie et la coloration brune des urines.

Diagnostic. — Le diagnostic de la nature vermineuse d'un ensemble symptomatique se fait par l'absence d'autre cause, la présence du parasite (examen microscopique des selles) et surtout la guérison en cas d'expulsion.

Les *méningites*, l'*hystérie* sont les deux principales causes d'erreur.

Traitement. — *Santonine* du semen-contra, en poudre ou en pilules, à la dose journalière de 0 gr. 10 centigr. (de 6 à 9 ans), à prendre le soir pendant 3 jours.

Le quatrième jour, au matin, un *purgatif* qui termine l'expulsion.

LXVII. — TÆNIAS

Vers plats de l'ordre des cestodes et de la famille des téniadés. Trois principaux : le ver solitaire, le tænia inerme et le bothriocéphale.

Cycle de développement. — **Tænia solium, ver solitaire, tænia armé.** — L'œuf ingéré par le *porc* se fixe dans le tissu cellulaire principalement intra-musculaire, et devenu cysticerque détermine la ladrerie. L'homme le contracte en mangeant de la viande de porc mal cuite (deux à trois mois d'incubation). Il n'est pas toujours solitaire.

Adulte, sa longueur est de 8 à 9 mètres; les pores génitaux alternent régulièrement sur les anneaux.

La tête ressemble à une tête d'épingle et possède une double couronne de crochets.

Les œufs sont expulsés en masse, contenus dans les anneaux.

Tænia saginata, tænia inerme. — L'œuf ingéré par le veau ou le *bœuf* se fixe dans le tissu cellulaire et détermine une ladrerie; mais les cysticerques du bœuf, étant très petits, passent ordinairement inaperçus. Chez l'homme, il se développe par ingestion de cette viande, après une incubation de 3 ou 4 mois.

Adulte, sa longueur est de 8 à 10 mètres; les pores génitaux n'alternent pas régulièrement sur les anneaux. La tête ne possède pas de crochets.

Les œufs sont expulsés en masse avec les anneaux.

Bothriocéphalus latus. — L'œuf, ingéré par le *brochet* ou la lote, devient un cysticerque, qui peut être ingéré par l'homme. L'incubation est de 3 semaines.

Adulte, sa longueur est de 8 à 10 mètres; les pores génitaux sont ventraux. La tête est allongée et aplatie transversalement.

Les œufs sont pondus avant la chute des anneaux et ceux-ci sont expulsés ridés et méconnaissables.

Symptômes. — Ce sont les mêmes que ceux que déterminent les ascaris.

Phénomènes digestifs, anémie, phénomènes nerveux.

Deux symptômes plus importants : *augmentation de l'appétit* et *expulsion d'anneaux* (tænias) ou d'œufs (bothriocéphale) dans les matières.

Traitement. — Essayer successivement les remèdes suivants, qui sont de plus en plus efficaces, mais de plus en plus dangereux.

Poudre de *kamala* 0,50, par année, à prendre dans la matinée en 3 fois ; ensuite un purgatif.

Kousso : 1 gramme par année avec du miel; ensuite un purgatif.

Extrait éthéré de *fougère mâle*, 0 gr. 50 par

année, à prendre dans la matinée en capsules ou dans du sirop. Ensuite un purgatif.

Pas d'huile de ricin, qui favorise l'absorption de l'extrait et détermine des phénomènes toxiques.

Écorce de racines de grenadier : 5 grammes par année en infusion. On peut se servir du tannate de pelletiérine, qui en est extrait.

LXVIII. — PÉRITONITE TUBERCULEUSE

Étiologie. — C'est une *maladie fréquente*.

L'*âge* des enfants atteints varie de 5 à 12 ans.

Les *causes prédisposantes* sont l'hérédité tuberculeuse et les maladies aiguës (coqueluche, rougeole).

La péritonite tuberculeuse est presque toujours une affection primitive, étant mise à part l'adénopathie trachéo-bronchique bénigne, qu'on rencontre à l'autopsie, sans qu'elle ait donné de signes pendant la vie.

Quelquefois, il y a des *causes déterminantes*, comme le traumatisme.

Anatomie pathologique. — Au *début* ce sont des tubercules isolés d'origine artérielle, et s'entourant d'une zone inflammatoire.

Ultérieurement, ces tubercules peuvent *guérir*, ou bien évoluer vers la *forme fibreuse* ou vers la *forme caséeuse*, celle-ci survenant par nécrose du centre de la partie atteinte. Souvent ces deux processus évoluent côte à côte.

Finalement on trouve à l'ouverture de l'abdomen les anses intestinales agglutinées par des fausses-membranes fibro-caséeuses et limitant des poches dont le contenu peut être séreux, sanguin ou purulent.

Les ganglions mésentériques sont tuméfiés, quelquefois ramollis et purulents.

Les *organes abdominaux* sont entourés de fausses-membranes plus ou moins scléreuses et leurs parenchymes pourront être altérés de ce fait.

Les *bases des poumons* possèdent quelques adhérences; les ganglions médiastinaux sont atteints de longue date.

Dans la forme fibreuse, il y a principalement rétraction de la masse intestino-épiploïque contre la colonne vertébrale.

Pathogénie. — On n'admet plus actuellement les tuberculoses par propagation directe (intestin, organes génitaux, coxalgie), ou par voie lymphatique que comme des exceptions.

Peut-être s'agit-il de migration des bacilles à travers la *paroi intestinale sans lésion*, comme l'ont prouvé certaines expériences.

Dans la majorité des cas, la tuberculose est d'*origine sanguine*; elle succède à une bacillémie curable et qui se localise.

Symptômes. — On pourrait décrire une *forme aiguë*, qui fait partie des symptômes de la granulie.

Début. — Le début peut être tout à fait insidieux et marqué par l'augmentation de volume du ventre.

Le plus souvent, chez l'enfant, il y a des phénomènes aigus : *douleurs intestinales*, quelques *vomissements*, de la *diarrhée*.

L'*état général* est assez atteint; la température oscille entre 38 et 39.

A l'examen, on trouve de l'*ascite*, et, à l'auscultation des bases des poumons, des *frottements*.

La participation de la plèvre dans les formes ou dans les phases aiguës de la tuberculose du péritoine est un fait constant appelé *loi de Godelier*.

Ce mode de début porte chez l'adulte le nom de tuberculose pleuro-péritonéale de Fernet et Bouland.

Etat. — Les phénomènes aigus ne durent pas ; l'affection ne saurait mieux être comparée qu'à la pleurésie.

A la période d'état, le seul symptôme est l'*ascite*, qui se traduit par la saillie du ventre, le déplissement en cône de l'ombilic, la matité dans les flancs. Cette ascite est causée par un liquide *mobile*, qu'on peut déplacer en variant la position du malade.

La paroi abdominale ne possède pas de réseau veineux apparent.

A cette période, nulle douleur, pas de température.

L'état général se tient, et l'enfant maigrit peu.

Durée. — La durée peut varier de quelques semaines à plusieurs mois.

TERMINAISONS. — **Forme ascitique.** — La terminaison peut être la *guérison* complète ; la maladie constitue alors la péritonite tuberculeuse.

Forme fibreuse. — Elle résulte au contraire d'une exagération du processus fibreux de la guérison.

Le ventre apparaît diminué de volume.

La palpation montre des indurations profondes, appliquées contre la colonne vertébrale et qui sont dues à la *corde épiploïque* et à la *masse intestinale* rétractée. L'ascite peut reparaître par compression de la veine porte.

L'état général peut se maintenir quelque temps.

Finalement le malade est emporté soit par une poussée de *granulie*, soit par l'*occlusion intestinale*.

Forme fibro-caséeuse. — La plus fréquente ; elle *débute* presque toujours par la forme ascitique précédemment décrite.

Puis au bout de quelques mois surviennent des phénomènes inquiétants : amaigrissement et température.

Période d'état. — Le *ventre* est proéminent, ovoïde, et non aplati dans les flancs.

La peau est sèche et blanche.

La paroi semble épaissie, moins souple, donne l'impression de *ventre de cadavre.*

A la palpation, on sent des *frottements.*

On sent surtout des *gâteaux péritonéaux*, dont les masses dures sont formées par de l'épiploon ou par des anses agglutinées.

Il existe de la *douleur*, mais très variable; elle est en général modérée et on ne peut quelquefois la déterminer qu'en cessant brusquement la palpation (décompression).

L'état général périclite. La température oscille autour de 38,5 ; l'*amaigrissement* se prononce.

La terminaison se fait par *cachexie* progressive (diarrhée, œdèmes, fièvre hectique) ou par une *complication* : ouverture d'un abcès, occlusion.

Complications. — Elles sont communes à toutes les formes.

L'ouverture à la paroi est annoncée par une tuméfaction limitée et tendue ; puis la peau rougit et le pus s'écoule.

Le siège ordinaire de cette perforation est la région péri-ombilicale.

Le pus qui s'en écoule est d'abord phlegmoneux et très fétide; finalement il devient séreux, quelquefois stercoral.

Le pronostic de ces perforations est extrêmement grave.

D'autres fois, il s'établit spontanément une *fistule*

iléo-colique, se traduisant par la lientérie et l'inanition rapide.

L'occlusion intestinale peut se rencontrer dans toutes les formes ; les causes en sont multiples :

Paralysie intestinale (plus spéciale à la forme aiguë).

Bride, causée par une fausse-membrane.

Coudure, causée par l'adhérence de 2 anses.

Compression, liée à une masse épiploïque ou caséeuse.

Les symptômes sont des plus variables ; ils peuvent aller de la forme la plus aiguë à la forme chronique (obstruction intestinale).

La *granulie* est toujours à craindre, même après une guérison en apparence complète.

PRONOSTIC. — Le pronostic varie avec les formes : relativement bénin quand l'épanchement reste *ascitique*, il devient grave quand l'ascite devient moins mobile, ce qui peut faire craindre la *forme fibro-caséeuse*.

DIAGNOSTIC. — Il varie avec les formes.

Quand il y a *ascite* :

Les *anasarques* rénale et cardiaque se reconnaissent aux œdèmes des membres inférieurs.

Les *cirrhoses* sont rares ; le foie est en général augmenté de volume ; la tuméfaction de la rate et le développement des veines sous-cutanées sont fréquents. L'urine montre la présence d'urobiline. Enfin le liquide de l'ascite est dépourvu de fibrine et son inoculation au cobaye reste négative.

Notons qu'il existe des *cas mixtes* (cirrhose cardio-tuberculeuse de Hutinel).

Quand il y a des *gâteaux péritonéaux*, le diagnostic s'impose presque.

Le *sarcôme du péritoine* (ordinairement d'origine rénale) se reconnaît aux antécédents rénaux, à la marche galopante. Le diagnostic est difficile.

Quand il y a *occlusion intestinale*, le diagnostic est à faire entre toutes les affections capables de l'occasionner chez l'enfant (1).

TRAITEMENT. — Dans tous les cas, **traitement médical** : aération, huile de foie de morue quand l'intestin la tolère, arsenic, etc.

Indications particulières. — *Forme ascitique.* — Commencer par une ponction ; et si le liquide se reproduit trop tôt ou ne se résorbe pas assez vite, recourir à la laparotomie.

L'exposition du péritoine à l'air suffit.

Forme fibro-caséeuse. — Intervenir, quand il y a des poches enkystées.

Forme fibro-adhésive. — Les indications n'ont pas été encore très bien posées.

Occlusion intestinale. — Intervenir dans tous les cas, aussi bien lents qu'aigus.

LXIX. — CARREAU

Le carreau ou intumescence des ganglions mésentériques est une maladie qui a perdu du terrain devant la péritonite tuberculeuse, et devant la dyspepsie chronique.

ÉTIOLOGIE. — Il se rencontre de 1 à 3 ans.

La tuberculose des ganglions mésentériques est consécutive à l'*ingestion* de produits tuberculeux ; la tuberculose pulmonaire étant exceptionnelle, c'est par l'alimentation et principalement par l'ingestion de *lait* que se développe le carreau.

(1) Voir *Occlusion*, in Lefert, *Aide-mémoire de Chirurgie infantile*.

Anatomie pathologique. — Les ganglions sont tuméfiés, quelquefois ramollis et caséeux.

Ils deviennent quelquefois l'origine de lymphangite tuberculeuse.

L'intestin est indemne ou atteint d'ulcérations insignifiantes; c'est une caractéristique du jeune âge que le bacille de Koch puisse traverser la muqueuse sans la léser.

Symptômes. — La *tuméfaction du ventre* est un signe classique, mais tout à fait trompeur, car la plupart des enfants à gros ventre flasque sont de simples dyspeptiques, et l'intumescence des ganglions qu'on constate à leur autopsie n'est pas tuberculeuse.

A la palpation, on sent une *tumeur dure*, située profondément contre la colonne vertébrale ; ce symptôme est inconstant.

Les *veines cutanées* abdominales sont dilatées, comme elles le sont chez tous les sujets amaigris.

Les *ganglions inguinaux* sont tuméfiés, comme au cours de toutes les tuberculoses infantiles.

L'exagération de l'appétit, la diarrhée sont des signes inconstants.

Marche. — Chronique; sauf complications, le malade est emporté par d'autres localisations tuberculeuses.

Complications. — *Péritonite aiguë* par rupture intrapéritonéale.

Fistules cutanée, intestino-cutanée.

Compressions de la veine cave inférieure (œdème des membres inférieurs), de la veine porte (ascite et diarrhée).

Diagnostic. — Très difficile, un seul signe est pathognomonique : la tumeur profonde, qui manque presque toujours ; la plupart des autres symptômes ne sont pas propres au carreau.

Péritonite tuberculeuse : tumeurs superficielles.

L'*ascite* peut appartenir à des cirrhoses hépatiques,

TRAITEMENT. — Soigner l'état général, par le grand air et l'huile de foie de morue.

LXX. — CORYZA DES NOUVEAU-NÉS

Le nez du nourrisson est un étroit canal qu'un léger gonflement de la muqueuse suffit à combler (Lermoyez). De plus, son système lymphatique très développé le prédispose aux inflammations purulentes.

Or le nouveau-né *respire uniquement par le nez*, et cela alors même qu'il a la bouche ouverte ; la respiration buccale est une mauvaise habitude ou une nécessité de l'obstruction nasale chronique.

ETIOLOGIE. — La *cause prédisposante* est l'arthritisme des parents, qui facilite les congestions.

Les *causes déterminantes* sont le refroidissement (absence de bonnet, bains mal donnés, etc.).

L'*infection* peut jouer un rôle, surtout venant de la mère (entrée de mucosités vaginales au cours de l'accouchement).

PATHOGÉNIE. — L'affection est liée à deux facteurs qui se favorisent l'un l'autre : la congestion et l'infection.

On a trouvé le *gonocoque* dans le pus nasal.

L'infection serait plus fréquente, si le mucus n'était *bactéricide*.

SYMPTÔMES. — **Début.** — Il se fait un ou deux jours après l'accouchement, et s'annonce par les troubles suivants.

Etat. — Les *troubles respiratoires* frappent aussitôt : au début, la respiration nasale est bruyante et rauque.

Puis l'inspiration se fait par la bouche, péniblement d'ailleurs, et l'expiration par le nez.

Enfin, le nez est entièrement bouché.

Pendant l'état de veille, tout se passe à peu près, à part les signes d'anxiété. Mais si le *sommeil* s'établit, l'enfant, ne sachant respirer que par le nez, s'éveille en sursaut et se met à crier.

Parfois il y a des *accès de dyspnée*, qui ressemblent à des accès de spasme de la glotte.

Les *troubles de l'alimentation* sont des plus sérieux ; ils se traduisent par la cessation de la marche régulière de la courbe des poids, souvent même par une diminution de poids. Pendant les premiers temps, l'enfant essaie de téter ; mais comme l'alimentation n'est obtenue qu'au prix de l'apnée, il cesse de se nourrir.

Les *sécrétions nasales* peuvent être *muqueuses* ; c'est la forme simple.

Dans d'autres cas, elles sont franchement *purulentes*, striées de sang, parfois fétides.

Un *état fébrile* peut accompagner la rhinite, même en l'absence de complications.

MARCHE. — La rhinite simple guérit en une semaine, mais les récidives sont fréquentes.

La rhinite purulente peut traîner des semaines et des mois ; on comprend la gêne qu'elle apporte à la nutrition.

COMPLICATIONS. — La mort peut survenir par *asphyxie* même, dans la forme non purulente.

La *broncho-pneumonie* est le mode de mort le plus commun ; à part le dyspnée, cette complication peut être très fruste. Elle est facilement expliquée par l'aspiration des produits septiques dans les voies aériennes au cours des efforts désordonnés de respiration.

Les *otites* sont souvent aussi méconnues.

La coexistence de *conjonctivite* est fréquente.

En cas de purulence, on a vu se développer des *périchondrites* amenant des nécroses et des rétrécissements.

Enfin l'*ozène* est considéré comme le reliquat du coryza purulent du nourrisson, au même titre que le rétrécissement de l'urètre est le reliquat de la blennorragie.

DIAGNOSTIC. — Le diagnostic du symptôme est facile ; c'est le diagnostic de la cause qui importe.

Les *obstructions congénitales* par rétrécissement ou végétations adénoïdes ne s'accompagnent pas de jetage.

Le *coryza syphilitique* a un début plus tardif ; l'écoulement est séro-sanguinolent ; il coexiste avec des signes de syphilis (plaques muqueuses circum-orificielles).

TRAITEMENT. — Le *coryza simple* est traité par l'huile mentholée à 1/50, introduite une demi-heure avant chaque tétée. Pas d'irrigation.

Le *coryza purulent* doit être traité par des irrigations (permanganate 1/4000; eau oxygénée).

L'*obstruction* peut être combattue par la poire de Politzer.

L'*inanition* est traitée par le gavage.

LXXI. — SPASME DE LA GLOTTE PHRÉNO-GLOTTISME

On l'appelle encore *asthme thymique de Kopp*, *laryngospasme*, *convulsions internes*.

Étiologie. — L'*âge* est assez restreint, ce sont des enfants de 4 à 10 mois qui sont atteints. Néanmoins on peut rencontrer le phrénoglottisme chez des sujets plus âgés.

Le *sexe* masculin est pris tout particulièrement.

Causes prédisposantes. — Ce sont à peu près les mêmes que pour l'éclampsie. Le *rachitisme* est noté très fréquemment, mais n'est pas absolument constant.

La coqueluche a été mentionnée.

Comme *maladies coexistantes*, on a cité l'éclampsie et surtout la tétanie, qui est presque constante.

Anatomie pathologique. — Aucune lésion.

Pathogénie. — La théorie de l'influence du *thymus* par compression est abandonnée.

A part les cas exceptionnels de spasme d'origine laryngée ou récurrentielle (tumeurs du médiastin), il s'agit d'une *névrose*, qui, au même titre que l'éclampsie et la tétanie, est causée par des troubles gastro-intestinaux et l'*auto-intoxication* qui les accompagne.

Symptômes. — Description de l'accès.

Le début se fait sans aucun prodrome.

Tout à coup, l'enfant cesse de respirer, devient bleu, inquiet, s'agite et se renverse en arrière.

Cette période d'*apnée* dure quelques secondes seulement.

Puis survient une inspiration pénible et en plusieurs temps, à timbre de *gloussement*, suivie d'une autre moins pénible.

C'est le nombre des accès qui règle le pronostic.

En même temps que l'accès, on constate une contracture des extrémités; la main prend la forme de la main d'accoucheur. C'est la *tétanie*. Si les contractures sont disparues, on peut les rappeler en comprimant la gouttière bicipitale interne (signe de Trousseau).

Durée. — L'accès dure en tout moins d'une demi-minute.

Terminaisons. — La terminaison favorable d'un accès est ordinaire.

Dans d'autres cas, l'asphyxie se produit et entraîne la mort. C'est surtout dans ces cas que surviennent des *convulsions*

Marche. — Il est exceptionnel qu'un accès soit isolé.

Ordinairement les accès *se répètent*; il y en a de un à plusieurs dizaines par jour. Dans l'intervalle, santé parfaite.

La maladie suit une période d'augment pendant quelques jours, une période d'état, et une période de déclin.

Pronostic. — Le pronostic est très grave, la mort survient dans les 2/3 des cas, moins souvent chez les filles.

Diagnostic. — La *laryngite striduleuse* est précédée de bronchite ou de coryza; elle survient la nuit. L'accès dure longtemps et s'accompagne de toux aboyante.

On ne peut confondre le spasme avec les maladies s'accompagnant de *dyspnée continue*.

Traitement. — *Pendant l'accès*, flagellations,

tractions rythmées de la langue. La trachéotomie ne donne pas de résultat, car le spasme est autant phrénique que glottique.

Dans l'intervalle des accès : traiter la cause ; calmants, bains tièdes.

LXXII. — CROUP

Etiologie. — Le croup est une maladie *diphtérique.*

On peut le rencontrer à tout *âge*, mais son maximum de fréquence est de 3 à 4 ans.

Les *temps* à la fois chauds et humides y prédisposent.

L'*épidémicité* est quelquefois très nette. A Paris, il est plutôt endémique, comme toute la diphtérie.

Anatomie pathologique. — La caractéristique du croup est la *fausse membrane*, dont l'aspect est décrit avec l'angine diphtérique.

Au-dessous, la muqueuse du larynx apparaît non ulcérée, rouge, mais beaucoup moins que dans les autres laryngites aiguës. Ce sont les *phénomènes spasmodiques* qui dominent, plutôt que les phénomènes mécaniques et congestifs.

Pathogénie. — La laryngite diphtérique est une affection locale, qui par elle seule compromet l'existence ; mais comme elle s'accompagne d'angine diphtérique, l'empoisonnement par les *toxines* peut se surajouter aux dangers d'asphyxie.

Un autre danger consiste dans l'*envahissement* du poumon par le bacille de Lœffler ou par les microbes associés.

Symptômes. — La diphtérie qui précède est ordinairement une *angine*. Dans quelques cas, le croup succède à de la bronchite pseudo-membraneuse (exceptionnel) ou à un coryza diphtérique (principalement chez le nourrisson, chez lequel le croup est d'ailleurs rare).

Enfin, dans quelques cas, le croup est la première étape de la diphtérie : *croup d'emblée*, dont le diagnostic est délicat.

Nous décrirons le cas le plus fréquent.

Prodromes. — Depuis quelques jours, un enfant était mal portant, avait quelques frissons, moins d'appétit ; de temps en temps, il portait la main à son cou. C'était l'angine diphtérique, qui passe très souvent inaperçue.

Début. Période des troubles laryngés. — Le début n'est pas annoncé par des phénomènes bruyants, car le croup n'est pas très inflammatoire.

Il est marqué par l'*enrouement*. La *voix* est discordante, multitonale, sans que ses caractères restent constants. Dans d'autres cas, la voix peut être absolument claire.

La *toux* n'est pas très fréquente ; elle survient par expirations successives.

La toux est *toujours rauque*, presque éteinte ; la toux dite croupale, plus grasse et plus bruyante, appartient aux laryngites simples.

Cette toux s'accompagne rarement d'expectoration. Quand celle-ci existe, elle est encore banale et ne renferme pas encore de fausses membranes.

Les grands enfants accusent une douleur au niveau du larynx.

A l'examen, on trouve les *ganglions* sous-maxillaires gros, isolés les uns des autres, peu douloureux.

La *gorge* présente un exsudat blanchâtre ou

blanc jaunâtre sur les piliers, les amygdales et la luette.

En déprimant fortement la base de la langue, on aperçoit facilement l'*épiglotte*, qui quelquefois est bordée d'une couronne blanchâtre de fausses-membranes.

Les *phénomènes généraux* sont ceux d'une diphtérie légère : fièvre autour de 38,5, appétit conservé, albuminurie quelquefois.

Période de spasme, de troubles respiratoires. — Survient en un ou trois jours ; elle est caractérisée par les *accès d'étouffement* et par le *tirage*.

Les *accès d'étouffement* surviennent tantôt spontanément, tantôt à l'occasion d'une émotion ou de l'examen du médecin.

Tout à coup l'enfant respire avec peine : la respiration est lente et bruyante, la face s'injecte et bleuit. La dyspnée dure quelques secondes ou quelques minutes.

L'accès se termine soit spontanément, soit, ce qui est rare, par l'expulsion d'une fausse membrane.

Dans l'intervalle des paroxysmes, il y a le *tirage*.

C'est d'abord l'inspiration qui est pénible ; le repos qui succède à l'expiration disparaît.

Plus tard la difficulté de la respiration porte aussi sur l'expiration.

Il n'y a jamais d'augmentation de fréquence de la respiration, comme dans la bronchopneumonie.

A l'examen : à chaque inspiration, les creux sus-claviculaires et sus-sternal se dépriment (*tirage sus-sternal*). Chez les sujets maigres, il peut exister un tirage intercostal.

Enfin quelquefois il y a du tirage épigastrique,

mais plus tardivement et surtout chez les enfants très jeunes.

A cette période, il y a quelquefois *expulsion de fausses membranes* par la toux, phénomène qui peut passer inaperçu.

L'*état général* reste stationnaire.

Période d'asphyxie. — Le tirage est devenu continu et plus intense.

Les accès d'étouffement *disparaissent*; l'enfant paraît plus calme.

Le malade met en jeu tous ses muscles respiratoires, principalement le *sterno-mastoïdien*, qu'on sent se contracter en le pinçant avec le doigt.

Puis la connaissance s'obnubile et la mort se produit. Le plus souvent, c'est une *asphyxie bleue*. Dans d'autres cas l'asphyxie est *blanche* et beaucoup plus rapide.

Durée. — La durée du croup non traité était autrefois de cinq à dix jours.

TERMINAISON. — La terminaison dépend du traitement. Non traité, le croup se termine le plus souvent par la mort, toujours quand la deuxième période est atteinte.

COMPLICATIONS. — La mort *au cours d'un accès* d'étouffement est possible, mais elle est rare, car l'élément spasmodique, qui cause l'accès, cesse à la limite de l'asphyxie.

La *myocardite* peut déterminer une mort rapide, quelquefois subite.

La terminaison mortelle la plus fréquente, après l'asphyxie progressive, est la *bronchopneumonie*.

Elle est annoncée par l'élévation de température, l'accélération des mouvements respiratoires, le battement des ailes du nez.

Les signes physiques sont difficiles à percevoir à cause de la faiblesse du murmure vésiculaire que détermine le spasme laryngé.

Elle se termine presque toujours par la mort.

La broncho-pneumonie atteint surtout les enfants traités, et particulièrement ceux qui ont subi la trachéotomie. Elle est presque fatale après la rougeole.

La *bronchite pseudo-membraneuse* est caractérisée par l'augmentation de la dyspnée sans augmentation de tirage.

Les signes physiques sont frustes : diminution particulière du murmure vésiculaire ; quelquefois bruit de drapeau.

Outre ces complications particulières au croup, l'enfant est exposé à toutes les *complications de la diphtérie*.

Quelquefois, les phénomènes toxiques prédominent (croup toxique).

Pronostic. — Le pronostic se tire de l'époque à laquelle se trouve la maladie, de l'état général et des complications.

Il est d'autant plus grave que l'enfant est plus jeune.

Le croup présente encore une mortalité de 20/100.

L'hospitalisation prédispose à la broncho-pneumonie.

Diagnostic. — Voir *Laryngite striduleuse*.

Traitement. — **Dans tous les cas.** — *Sérum* antidiphtérique, à forte dose d'emblée (20 centimètres cubes).

Maintenir une *atmosphère humide*.

Les vomitifs sont maintenant moins employés : en cas de grande abondance des fausses membranes, on pourrait employer l'ipéca (pas d'émétique).

On peut *nourrir* les enfants, s'ils n'ont pas d'albumine.

En cas d'asphyxie. — Intervenir par la *trachéotomie* ou le *tubage*. On suit la pratique suivante.

Commencer par le tubage.

Tubage. — *Contre-indications d'emblée* : clientèle privée (à moins qu'un médecin séjourne continuellement à côté de l'enfant).

État d'asphyxie apparente.

Quand ? Dès que le sterno-mastoïdien entre en jeu.

Soins préalables. — Enrouler l'enfant dans une couverture.

Un aide maintient le corps ; un autre aide ne s'occupe que de la tête, qu'il dirige bien verticalement.

Placer un ouvre-bouche du côté gauche.

Instrument. — Il faut avoir des tubes, dont la grosseur est proportionnée à la taille du sujet.

D'après la longueur, on les divise en *tubes courts* et *tubes longs* ; ceux-ci descendent jusqu'à la bifurcation de la trachée. Commencer par les tubes courts.

Le tube est introduit avec un support muni d'un mandrin ; le tube peut être détaché par une pédale, que meut la main qui tient le support.

Le tube est muni d'un fil double, plus long que le support.

Technique. — L'index gauche va reconnaître l'épiglotte et bouche un instant l'orifice glottique.

Le tube est introduit, le support et le fil tenus de la main droite. Toute la masse doit rester exactement dans le plan sagittal médian et le support doit être horizontal.

Le bout du tube est mis rapidement à la place qu'occupait l'extrémité de l'index droit (entonnoir glottique), sans retirer l'index du pharynx.

On lutte pendant quelque temps en cherchant à vaincre le spasme de la glotte sans s'inquiéter de l'asphyxie.

Sitôt que le tube a pénétré même de quelques millimètres seulement, on actionne la pédale de déclanchement, qui ne peut que commencer le mouvement.

Le reste est achevé par l'index gauche resté dans le pharynx.

En même temps, on retire le mandrin et son support.

Enfin, on sectionne un seul côté du fil double du tube; on applique l'index gauche sur le tube et on tire sur le fil pour l'enlever.

Difficultés et fautes de technique. — Le tube peut être introduit dans l'œsophage.

Le tube peut être rejeté avant qu'on ait pu l'introduire entièrement.

Le tube, bien mis en place, peut être enlevé en essayant de retirer le fil (attention au nœud du fil).

Le tube peut ne pas pénétrer dans la glotte, à cause du spasme : 1° occlure quelque temps la glotte avec l'index gauche, pour déterminer un commencement d'asphyxie; 2° en cas d'échec, essayer un tube plus petit, un tube long; enfin recourir à la trachéotomie.

Suites. — L'enfant peut *n'être pas soulagé.*

Introduire alors le tube long, et, en cas d'absence de soulagement, faire la trachéotomie.

L'enfant peut être en état de *mort apparente* : faire la respiration artificielle.

Dans la plupart des cas, il y a un *soulagement immédiat* et durable.

Détubage. — On laisse le tube en place deux jours. Le troisième, on l'enlève ; on ne le replace que si le tirage reprend avec un certain caractère de gravité.

Technique du détubage. — Tube long : se servir de l'extracteur. Tube court : procédé de l'énucléation (Bayeux). L'enfant est tenu sur les genoux.

Le pouce gauche sent, en déprimant la trachée, l'extrémité inférieure du tube et appuie légèrement dessous.

Tout d'un coup et simultanément : on appuie fortement sur le tube et on applique avec la paume de la main droite une tape sur l'occiput, ce qui produit un fort mouvement de flexion.

Le tube est craché ou avalé sans inconvénients.

Accidents pendant la durée du tubage. — Obstruction par fausses-membranes : détuber aussitôt et retuber.

Expulsion du tube : retuber s'il y a lieu, en employant un tube plus gros ; au besoin, un tube long.

Difficulté de la déglutition : gavage.

Accidents consécutifs. — Ulcérations du larynx, rétrécissements. Se produisent surtout quand le tube est resté trop longtemps en place.

Trachéotomie. — *Indications.* — Clientèle privée.

Mort apparente.

Echec du tubage (impossibilité, absence de soulagement, obstruction trop fréquente, expulsion trop fréquente, ulcérations du larynx, impossibilité de la déglutition).

A part l'indication du tubage, *aucune contre-indication.*

Quand? Comme pour le tubage; peut-être un peu plus tardivement.

Soins préalables. — Enfant couché, non enveloppé. Un coussin sous les épaules pour tendre le cou.

Asepsie le plus possible. Pas de chloroforme.

Instruments. — Un bistouri simple; un bistouri boutonné; un écarteur (on peut s'en passer avec une canule de Krishaber).

Un jeu de canules.

Un carré de toile aseptique, percé d'un trou.

Un carré de toile imperméable, percé d'un trou.

Une cravate de tarlatane ou un mouchoir.

Technique. — Point de repère : l'anneau du cricoïde, qui est la première saillie en venant de la trachée.

Recommandation générale : l'avant-bras de l'opérateur doit rester strictement dans le plan médian.

Premier temps : au-dessous du cricoïde, incision de la peau (un ou 2 centimètres).

Deuxième temps : ponction de la trachée dans l'angle supérieur de la plaie.

Troisième temps : prendre le bistouri boutonné et agrandir la plaie trachéale.

Placer l'écarteur, l'introduire *dans la trachée* et attendre quelques secondes. Beaucoup de sang jaillit en écume.

Introduire la canule en retirant peu à peu l'écarteur (la canule doit être préalablement entrée dans le trou 1° de la toile imperméable; 2° de la gaze stérile).

Fautes de technique et accidents. — On passe à côté de la trachée et on va jusqu'à la colonne vertébrale. Pour éviter cette faute, rester dans le plan médian.

Hémorragie veineuse : mettre une canule plus grosse.

Rencontre d'une artère thyroïdienne de Neubauer : placer 2 pinces hémostatiques.

On incise la trachée de part en part, quelquefois l'œsophage. Pour éviter cette faute, se servir du bistouri boutonné.

Suites. — Placer la cravate devant l'orifice de la canule et la nouer autour du cou.

Quand la canule interne s'obstrue, on l'enlève, on la nettoie et on la replace.

Ablation de la canule. — L'essayer le troisième jour. La plaie est pansée comme une plaie quelconque.

Accidents consécutifs. — Diphtérie de la plaie, érysipèle de la plaie, etc.,

Bronchopneumonie très grave.

Polypes de la trachée.

Rétrécissements de la trachée.

LXXIII. — LARYNGITE STRIDULEUSE. — FAUX-CROUP

Étiologie. — L'*âge* de prédilection est de deux à six ans.

Le *sexe* est plus souvent masculin.

Causes prédisposantes. — Les enfants sont aussi souvent des sujets robustes que des sujets affaiblis.

Les végétations adénoïdes sont souvent notées.

L'affection est quelquefois héréditaire et familiale, atteignant plusieurs frères et sœurs.

Causes déterminantes. — Quelquefois, l'état de santé antérieure était parfait.

Mais le plus souvent il s'agit d'un enfant qui présentait du *coryza* ou de la *bronchite*, que ces symptômes fussent d'origine banale ou liés à une maladie spécifique (rougeole, coqueluche, etc.).

Anatomie pathologique. — Lésions banales de laryngite catarrhale; le maximum des lésions est dans la région *sous-glottique* (zône tussigène).

Pathogénie. — La larynx des enfants présente une *étroitesse disproportionnée* avec l'activité de la ventilation. Tel est le premier facteur.

Le *nervosisme* des jeunes sujets les prédispose aux réactions violentes et constitue le deuxième facteur.

Enfin le troisième facteur est l'*influence réflexe*: laryngite sous-glottique, chute des mucosités nasales irritantes sur la glotte *pendant le sommeil*.

Toute cette théorie explique l'apparition de la laryngite dans les premières heures de sommeil.

Symptômes. — L'accès éclate vers 11 heures du soir.

Tout à coup l'enfant se réveille en sursaut en proie une *dyspnée* intense et particulière.

Chaque inspiration est accompagnée d'un sifflement.

La *voix* est éteinte.

La *toux* est rauque et grasse (toux croupale); elle est surtout bruyante et aboyante; mais non éteinte comme dans le croup diphtérique.

Il existe du *tirage* léger.

En examinant l'enfant, on trouve que le pouls est rapide, que la peau est un peu chaude.

Il n'y a pas de ganglions sous-maxillaires et la gorge ne présente *pas de trace d'angine*.

La **durée** de l'accès est d'une demi-heure; il va en s'atténuant progressivement.

Finalement l'enfant s'endort.

Marche. — Dans l'*intervalle* des accès, la santé n'est pas mauvaise, il y a seulement un peu de toux et d'enrouement.

La *répétition* des accès est irrégulière; il y en a quelquefois un second, le lendemain, au réveil.

Ordinairement d'autres accès se produisent les nuits suivantes, mais sont de moins en moins violents.

Terminaisons. — La terminaison est toujours la guérison, et c'est précisément l'intérêt qui est attaché au diagnostic de cette maladie.

On a cité quelques cas de mort chez des sujets très nerveux.

Formes. — *Forme grave*, avec accès de suffocation, mortel (cette forme est exceptionnelle).

Forme avec tirage continu, dans l'intervalle des accès. Cette forme se rencontre surtout pendant la convalescence de la rougeole; elle peut être due à des ulcérations du larynx.

Traitement. — *Pendant l'accès :* applications très chaudes sur le devant du cou.

En cas de nécessité, tubage ou trachéotomie.

Dans l'intervalle des accès. — Maintenir l'enfant dans une atmosphère humide et chaude.

Anti-psasmodiques (bromure, belladone).

Diagnostic des laryngites. — Constater d'abord que la dyspnée est bien d'*origine laryngée*.

Les *abcès rétropharyngiens* se reconnaissent à la raideur du cou et à la présence d'une tuméfaction contre le paroi postérieure du pharynx.

Dans l'*adénopathie trachéobronchique*, avec compression trachéale ou bronchique, la dyspnée est à la fois inspiratoire et expiratoire. Il existe des signes physiques.

Dans la *broncho-pneumonie* et dans les maladies intra-thoraciques en général, il y a accélération des mouvements respiratoires, la dyspnée est surtout expiratoire (l'enfant pousse). Se souvenir qu'il peut se produire du tirage au cours des broncho-pneumonies.

L'origine laryngée de la dyspnée étant reconnue il faut en chercher la *cause*.

Les *spasmes récurrentiels* d'origine médiastinale sont reconnus à l'examen du thorax (adénopathie trachéo-bronchique le plus souvent).

Les *polypes du larynx*, qui peuvent se rencontrer dès la naissance, donnent des accès de dyspnée intermittents. On les reconnaît à l'examen physique.

Le *croup diphtérique* est très facile à reconnaître, étant donné qu'on doit toujours pratiquer l'examen de la gorge.

Dans le *spasme de la glotte*, il s'agit d'enfants très jeunes ; les accès de suffocation sont très courts et dans leur intervalle la respiration est absolument normale.

La *laryngite striduleuse* se déclare la nuit chez un enfant enrhumé. La toux est aboyante et l'évolution bénigne. Il n'y a rien dans la gorge.

Le *croup d'emblée* et la *laryngite avec tirage continu* sont d'un diagnostic beaucoup plus délicat. Ici les accès vont en augmentant d'intensité: l'évolution est progressive.

Dans la *laryngite ulcéreuse*, il a en même temps de la douleur à la déglutition et à la pression de larynx.

LXXIV. — TUBERCULOSES PULMONAIRES

Étiologie. — La tuberculose ayant chez l'enfant une tendance spéciale à la *généralisation*, l'atteinte unique du poumon est chez lui beaucoup plus rare que chez l'adulte.

Les causes sont celles de la tuberculose en général, c'est-à-dire :

La *prédisposition individuelle*, et l'hérédité du terrain.

Les *maladies tuberculisantes* (coqueluche, rougeole, rétrécissement pulmonaire).

La contagion.

Pathogénie. — La tuberculose du poumon succède à différents modes de contagion.

La *voie aérienne* est la voie ordinaire.

La *voie sanguine* doit être invoquée dans le cas de granulations disséminées.

La *contiguïté et la voie lymphatique*, beaucoup plus souvent que chez l'adulte (cavernes ganglio-pulmonaires ; lymphangites tuberculeuses périlobulaires accompagnant d'autres lésions.)

Bactériologie. — Très contestée.

Les uns, avec Biedert et Siegel, croient à des infections mixtes : qui sont primitivement non tuberculeuses, et qui le deviennent secondairement.

Les autres, avec Fraenkel, et Straus, croient à la possibilité de lésions tuberculeuses primitives d'apparence phlegmasique. Les microbes vulgaires sont apportés par des infections secondaires.

LXXV. — TUBERCULOSE PULMONAIRE CHRONIQUE

Étiologie. — L'affection est surtout fréquente après 8 ans.

Pathogénie. — C'est une tuberculose d'inhalation et de propagation (ganglions du hile).

Anatomie pathologique. — La réaction fibreuse est beaucoup moindre que chez l'adulte; la lymphangite tuberculeuse est un élément important.

Les cavernes ne siègent pas toujours au sommet; elles sont cloisonnées par des vaisseaux, qui sont beaucoup plus rarement atteints que chez l'adulte.

Symptômes. — *Période de germination*, presque toujours elle passe inaperçue : ni troubles gastriques, ni hémoptysies, ni toux sèche. — Rarement on constate l'inspiration rude et basse.

L'amaigrissement et l'anémie dominent, celle-ci se traduisant par la pâleur du visage.

A côté de ce *début lent*, il existe un *début rapide* avec toux quinteuse, râles disséminés faisant rapidement place à une induration pulmonaire.

Période de conglomération; ce sont les signes classiques : matité, exagération des vibrations, expiration prolongée.

Période de ramollissement, période des cavernes. — Mêmes signes que chez l'adulte avec les restrictions suivantes :

Les cavernes peuvent ne pas siéger au sommet.

Les cavernes sont souvent latentes, surtout à la base.

On prend pour des cavernes des lésions qui n'en sont pas : on explique la fréquence des signes pseudo-cavitaires chez l'enfant par les masses ganglionnaires du hile, par l'étroitesse du thorax.

L'état général, relativement bon, contraste souvent avec la profondeur des lésions ; les sueurs profuses sont rares.

Formes. — A côté de cette forme classique, il existe des formes presque *latentes*, absolument spéciales aux très jeunes enfants, au-dessous de 6 ans.

C'est une cachexie progressive, les signes stéthoscopiques étant nuls, ou restant ceux d'une bronchite banale.

Complications. — La tuberculose du larynx, les hémoptysies (surtout les précoces), le pneumothorax sont plus rares que chez l'adulte.

Au contraire les poussées congestives péri-tuberculeuses et les bronchopneumonies secondaires se rencontrent assez souvent.

La fin ordinaire est la méningite tuberculeuse, la granulie ou la cachexie.

Diagnostic. — Les difficultés du diagnostic résident dans la *latence* des signes et, quand ils existent, dans leur caractère trompeur.

On a difficilement la ressource de l'*analyse bactériologique* des crachats, car pour les recueillir il faut pratiquer à jeun un lavage de l'estomac.

On pourrait prendre pour une *caverne* tuberculeuse l'adénopathie trachéo-bronchique, les pleurésies surtout purulentes, les bronchites même qui produisent des ectasies bronchiques temporaires (Avignet). Dans toutes ces affections, le souffle cavitaire donne aux râles de bronchite le timbre du gargouillement. Il ne faut pas s'appuyer sur l'état général, mais sur les signes positifs de ces affections.

Traitement. — La suralimentation, la cure d'air,

et une médication symptomatique juste suffisante forment, comme chez l'adulte, la base du traitement.

LXXVI. — SPLÉNOPNEUMONIE TUBERCULEUSE

La splénopneumonie est la forme massive de la tuberculose aiguë représentée chez l'adulte par la pneumonie caséeuse (exceptionnelle chez l'enfant).

Étiologie. — C'est une affection assez rare, individualisée par Grancher.

La *grippe* est souvent en cause, au début.

Anatomie pathologique. — Au début, infiltration rosée lobaire ou pseudo-lobaire, noyée au milieu d'un bloc de splénisation.

Puis infiltration jaune.

Finalement, cavernules.

La plèvre, fortement épaissie, forme des plaques gardant l'empreinte des côtes.

Symptômes. — *Début* : comme une pneumonie, siégeant à la partie moyenne ou à la base. Expectoration gommeuse.

Etat : signes de pleurésie. La durée de cette période peut être très longue.

Terminaison. — Par induration.

Diagnostic. — *Pneumonie* ; température plus haute, plus régulière, râles plus secs. Défervescence.

Pleurésie. — Pas d'expectoration. Ligne de matité à concavité supéro-externe, de limite plus franche. Refoulement du cœur, et de l'espace de Traube.

Dans tous les cas, l'évolution fait faire le diagnostic.

PRONOSTIC. — C'est une affection grave, néanmoins la guérison est possible.

TRAITEMENT. — Au début, traitement antiphlogistique.

Plus tard, révulsion, pour aider la résolution du bloc de tissu tuberculeux.

Finalement, traitement de la tuberculose en général.

LXXVII. — TUBERCULOSE BRONCHOPNEUMONIQUE

ETIOLOGIE. — C'est la forme de tuberculose pulmonaire la plus fréquente, surtout dans les hôpitaux.

On la rencontre surtout de 1 à 5 ans.

Elle succède ordinairement à des maladies qui déterminent des bronchopneumonies (rougeole, coqueluche).

ANATOMIE PATHOLOGIQUE. — Comme la forme précédente, mais répartition lobulaire des lésions.

SYMPTÔMES. — *Début* de bronchopneumonie banale au point de vue des signes physiques (voir *Bronchopneumoie*.)

Marche. — Au lieu que la résolution progressive se fasse du 8e au 20e jour, les signes physiques persistent avec toute leur insensité; apparaissent même des bruits cavitaires, qui, le plus souvent, ne répondent pas à la réalité.

L'état général surtout attire l'attention; la pâleur, l'amaigrissement, la perte des forces deviennent inquiétants.

La *terminaison* est la mort, qui survient en quelques semaines par cachexie, ou par une granulie méningée.

DIAGNOSTIC. — Très difficile au début.

Après la *rougeole*, on observe des bronchopneumonies traînantes, qui guérissent ou qui tuent et qui ne sont pas dues à la tuberculose.

La *tuberculose* doit être suspectée quand il y a des antécédents, des cicatrices, de la micropolyadénopathie, une grosse rate, un gros foie.

TRAITEMENT. — Toniques du cœur, dans la période aiguë. Alimentation quand elle est possible dans la période ulcéreuse.

LXXVIII. — ADÉNOPATHIE TRACHÉO-BRONCHIQUE

L'adénopathie trachéo-bronchique est la tuberculose des ganglions du médiastin. Il existe d'autres affections des mêmes ganglions, que nous étudierons au diagnostic.

ANATOMIE. — Les ganglions du médiastin peuvent être divisés en plusieurs groupes :

Le groupe intertrachéo-bronchique, capable de comprimer l'œsophage ;

Le groupe sus-bronchique droit, ou juxta-trachéal droit, capable de comprimer l'azygos. Il se continue avec la chaîne du récurrent droit ;

Le groupe sus-bronchique gauche, ou juxta-trachéal gauche, capable de comprimer le récurrent et les filets sympathiques. Il se continue avec la chaîne du récurrent gauche ;

Le groupe antérieur parasternal, continu avec les chaînes de la mammaire et capable de comprimer les gros troncs veineux ;

Le groupe intra-pulmonaire.

ÉTIOLOGIE. — La *tuberculose* et ses principaux facteurs : hérédité, contagion et maladies éruptives, jouent le principal rôle dans les adénites du médiastin.

Parrot croyait que la tuberculose des ganglions était toujours une *adénopathie similaire*, symptômatique d'une tuberculose voisine. Les recherches plus récentes de Queyrat ont montré l'intégrité des appareils voisins dans certains cas.

La *porte d'entrée* n'étant donc pas toujours atteinte de tuberculose, le champ des hypothèses s'est élargi. C'est quelquefois le poumon, plus souvent l'appareil laryngo-trachéal, et, d'après les recherches récentes, le rhino-pharynx.

ANATOMIE PATHOLOGIQUE. — *Ganglions* : d'abord congestion : puis granulations ; finalement, ou transformation fibreuse ou caséification.

Evolution ultérieure quand il y a caséification. La résorption est possible. Souvent la périadénite détermine sur une muqueuse voisine (bronches) un « diverticule de traction » qui en amène l'ouverture (caverne ganglio-bronchique).

D'autres fois, la tuberculose se propage de proche en proche au poumon, par voie lymphatique (cavernes ganglio-pulmonaires).

Les organes voisins sont comprimés.

Les nerfs sont atteints de névrite tuberculeuse, qui explique certains accidents pulmonaires (Meunier).

SYMPTÔMES. — **Début.** — Il est insidieux.

Période d'état. — La *toux* est un des symptômes qui attirent l'attention ; elle est sèche et survient par quintes : c'est la *toux coqueluchoïde* (irritation du pneumogastrique).

Dans la *forme ordinaire*, les autres symptômes de compression sont exceptionnels ; l'affection est en général *latente* ; c'est une trouvaille d'examen.

En *percutant* en arrière, au niveau de la racine

des bronches (3e apophyse épineuse dorsale), on trouve de la matité plus ou moins nette.

A l'*auscultation*, on perçoit un timbre plus fort et plus soufflant des bruits bronchiques. Ce souffle s'étend en décroissant vers le poumon.

La constatation de ces signes a plus de valeur à gauche ; car normalement, à droite, il y a plus de rudesse du bruit bronchique.

Au même point, l'*ausculation des cris* du petit malade permet de reconnaître de la bronchophonie.

L'examen du thorax montre un certain développement de la *circulation veineuse* sous-cutanée.

En palpant le cou, on sent des *ganglions* dans l'angle de la trachée, qui siègent du même côté que les signes d'auscultation.

L'examen du reste du corps permet quelquefois de suspecter la tuberculose, à cause de la polymicroadénie et de la tuméfaction de la rate.

Marche. — Cette forme moyenne, très fréquente et peu bruyante, évolue de façons diverses.

Elle peut *guérir* en quelques semaines.

Elle peut devenir le point de départ d'une *granulie mortelle* (très fréquent), ou d'une tuberculose pulmonaire d'origine hilaire.

Elle peut évoluer vers une *forme grave*, où les compressions déterminent des *complications*.

Complications. — *Bronches* et trachée : silence à l'auscultation dans tout un lobe ; bruit de cornage trachéal, s'entendant à distance. Tirage intercostal, et déformation du thorax amenant des déviations vertébrales.

Pneumogastrique : tachycardie, crises dyspnéiques, crises d'angine de poitrine.

Grand sympathique : inégalité papillaire.

Récurrent gauche : raucité de la voix ; spasme de la glotte, avec crises de cornage glottique.

Phrénique : hoquet.

Veine pulmonaire : hydrothorax.

Veine cave supérieure : œdème et cyanose en pèlerine ; céphalée.

Œsophage : dysphagie.

Pronostic. — L'affection peut guérir, mais le malade reste exposé aux dangers de la granulie et de la méningite tuberculeuse.

Diagnostic. — **Diagnostic de la maladie.** — Le plus souvent, c'est une maladie presque *latente*, qu'il faut rechercher.

Chaque *compression* peut donner lieu à des symptômes particuliers (cornage, dyspnée, etc.), dont le diagnostic se fait par l'auscultation.

Les signes physiques peuvent prêter à confusion :

La *tuberculose pulmonaire* présente des signes, dont le maximum n'est pas au niveau du hile ; avec cette restriction que l'adénopathie est fréquente dans la tuberculose des enfants.

Une compression du hile par une masse ganglionnaire considérable peut donner lieu à des *signes pseudo-cavitaires*, pour peu qu'il existe de la bronchite concomitante. En outre du diagnostic à faire avec les *cavernes pulmonaires* (syphilis, tuberculose, dilatation bronchique), les mêmes signes peuvent appartenir aux *pleurésies séreuses* à grand épanchement, aux *pleurésies purulentes*.

Diagnostic de la nature. — La lymphadénite est-elle tuberculeuse ?

En faveur de la *tuberculose*, il y a la polymicroadénie, la tuméfaction de la rate, l'examen de l'habitus du malade, et surtout les symptômes graves et progressifs.

En faveur de la *lymphadénite simple*, il y a la conservation de la santé, l'extrême variabilité des signes physiques (peut appartenir à la forme tuberculeuse), la rétrocession.

Il faut se rappeler qu'il existe des adénopathies liées à la *leucémie*, à la *syphilis*.

Traitement. — La révulsion est utile dans les poussées inflammatoires.

Les iodures, l'huile de foie de morue, l'arsenic sont les éléments principaux du traitement.

LXXIX. — BRONCHO-PNEUMONIE BRONCHITE CAPILLAIRE

La bronchite, tant qu'elle se tient aux grosses ramifications, n'est pas dangereuse. Dès qu'elle envahit les petites bronches, elle prend une tournure grave (bronchite capillaire). Si le malade résiste quelques jours, l'infection atteint le parenchyme pulmonaire (broncho-pneumonie).

Étiologie. — C'est une maladie d'une très grande fréquence et très mortelle.

L'*âge* de prédilection est de 1 à 4 ans.

Exceptionnellement, la broncho-pneumonie est *primitive* et atteint un sujet sain.

Ordinairement le terrain est préparé; la broncho-pneumonie est *secondaire* à la rougeole, à la coqueluche, au croup, à la grippe ; plus rarement, aux gastro-entérites. C'est une manière de mourir de tous les débilités.

Bactériologie. — Pneumocoques, streptocoques,

staphylocoques, bacille de Friedlander, bacille de Pfeifer, coli-bacille.

Souvent les microbes sont associés.

Pathogénie. — La broncho-pneumonie résulte d'une infection, qui progresse des bronches vers le poumon.

Le microbe peut venir du sujet même (*auto-infection*).

D'autres fois, il vient du milieu, par contagion médiate ou immédiate (*hétéro-infection*).

La lésion locale est dangereuse par elle-même ; néanmoins quelquefois le danger de la *septicémie* ou de la *toxémie* s'ajoute au précédent (broncho-pneumonies toxiques).

Anatomie pathologique. — *Lésion principale:* tendance à la bilatéralité et à l'envahissement des bases.

Le lobule atteint est splénisé, induré et rouge sombre.

En appuyant sur le poumon sectionné, on fait sourdre du pus par les bronches.

Au microscope : pneumonie épithéliale ; autour de la bronche, existe une couronne de tissu hépatisé (nodule péribronchique).

Il existe des *lésions accessoires :* atélectasie de certaines parties du poumon, emphysème aigu en d'autres points. Tuméfaction des ganglions médiastinaux.

L'*évolution* des parties atteintes se fait soit vers la guérison (sclérose possible et danger de dilatations bronchiques), soit vers la suppuration.

Symptômes. — **Forme commune (pneumonie lobulaire).**

Début. — Rarement subit; ordinairement insidieux.

Par exemple, chez un enfant qui est au 3e ou 4e jour de l'éruption de rougeole, la *température* ne tombe pas, ou remonte si elle était tombée, la *toux* devient plus fréquente, la *dyspnée* apparaît (fréquence de la respiration, mouvements respiratoires poussés, ce qui constitue la respiration expiratrice).

Les signes physiques sont nuls encore, ou indiquent seulement une bronchite généralisée, par la multiplicité et la variété des râles.

Etat. — Après 2 ou 3 jours, la broncho-pneumonie est constituée. La température se tient aux environs de 39°; le pouls est rapide et bien frappé.

Le petit malade est *abattu*, le facies se colore de temps en temps.

La *toux* est grasse et, chez les enfants un peu âgés, aboutit quelquefois au rejet de crachats nummulaires.

La *dyspnée* est variable d'un moment à l'autre de la journée; au moment des paroxysmes, la respiration s'accélère, les ailes du nez battent, la face devient pâle, avec tendance à la cyanose aux pommettes, la toux disparaît, le pouls faiblit. Il y a même du tirage.

Ce qui caractérise les *signes physiques*, c'est leur extrême mobilité. On entend un mélange de râles sibilants, ronflants et *sous-crépitants;* parmi ces derniers, les plus fins, les plus nombreux et les plus secs siègent aux bases. On perçoit en certains points un *souffle éloigné* et fugace; à ce niveau, la toux retentit, et la percussion donne un ton plus obscur.

La percussion est souvent *douloureuse.*

Quelquefois une agglomération de lobules hépatisés donne à peu près les signes d'une pneumonie (forme pseudo-lobaire).

Marche. — Tout à fait irrégulière.

Dans les *cas favorables*, la température subit de fortes rémissions matinales, elle ne remonte plus après avoir baissé.

La dyspnée s'amende ; les râles diminuent de nombre et de finesse; le souffle persiste plus longtemps.

La toux demeure grasse pendant une période assez longue.

La convalescence est toujours longue, les enfants restent affaiblis.

Les *poussées nouvelles* sont fréquentes ; elles s'annoncent par la recrudescence de la température et de la dyspnée.

Quand la *mort* se produit, la température atteint et dépasse 40° 5 ou 41, l'enfant reste couché immobile, la cyanose se montre aux pommettes et aux doigts, le pouls devient incomptable et mou, la toux disparaît complètement, la respiration s'accélère.

Des convulsions marquent quelquefois la fin.

Forme suffocante. — Restant bronchite capillaire à cause de la rapidité de l'évolution.

On la rencontre ordinairement avant deux ans, au début de la rougeole ou après la trachéotomie dans le croup.

Les signes fonctionnels sont ceux de la forme précédente, mais la *dyspnée* domine.

A l'auscultation, on perçoit un grand nombre de râles sous-crépitants, rarement du souffle.

La marche est très rapide : l'enfant est emporté en 2 ou 3 jours.

La guérison est exceptionnelle.

Forme trainante. — Avec souffle et matité persistants, tendance à l'état cachectique, le tout sans tuberculose.

Bronchopneumonie tuberculeuse. — Voir *Tuberculose pulmonaire.*

Bronchopneumonie toxique. — Dyspnée et faiblesse cardiaque disproportionnées avec les signes stéthoscopiques.

Forme latente. — Au cours de l'athrepsie : marche rapide.

COMPLICATIONS. — Collapsus cardiaque.

Abcès du poumon : signes de cavernules, hémoptysie.

Pneumothorax, pyopneumothorax, pleurésie purulente.

Sclérose pulmonaire, dilatation bronchique, gangrène pulmonaire.

Tuberculose secondaire.

Adénopathie trachéo-bronchique simple ou tuberculeuse.

PRONOSTIC. — D'autant plus grave que l'enfant est *plus jeune*. Pour les signes physiques, c'est moins leur profondeur que leur *étendue* qui importe.

Enfin la coqueluche et la rougeole ont des bronchopneumonies *secondaires* de haute gravité.

DIAGNOSTIC. — Au début, pour dépister la maladie, il faut moins compter sur les signes physiques que sur les *signes fonctionnels*.

La *forme suffocante* peut être confondue avec la *granulie*, qu'on reconnaît à la disproportion de la dyspnée, à la mégalosplénie, etc., avec l'*œdème pulmonaire*.

La forme avec souffle, surtout *pseudo-lobaire*, diffère de la *pneumonie*, qui a un début brusque, une température régulière et cyclique, des signes physiques plus stables et moins diffus.

Quand il y a *tirage*, le diagnostic est à faire avec le *croup* et les *laryngites graves;* l'absence de fausses membranes et la présence des signes d'auscultation sont les éléments du diagnostic.

Traitement. — **Prophylaxie.** — Très importante.

Propreté des cavités de la face de l'enfant (pommade mentholée, irrigations, etc.).

Isolement des cas suspects.

Thérapeutique. — *Stimulation :* alcool, acétate d'ammoniaque, bains sinapisés, injections d'éther.

Révulsion : cataplasmes sinapisés, ventouses.

Toniques : caféine, injections d'eau salée.

Expectorants? (quand le cœur est bon et au début), préparations d'antimoine, d'ipéca.

LXXX. — PNEUMONIE

Étiologie. — Affection très fréquente, surtout de 3 à 10 ans, jamais dans la première année.

Maximum au *printemps*.

Ordinairement *primitive*, mais quelquefois *secondaire* (*grippe*, etc.).

On a noté des cas de *contagion* nette.

Bactériologie. — Pneumocoque toujours et uniquement (du moins au début).

Anatomie pathologique. — Particularités de la pneumonie de l'enfant :

Granulations plus petites que chez l'adulte.

La résolution est la règle.

Le siège est spécial : au sommet (surtout droit) 1/2; base gauche 1/4.

Symptômes. — **Début.** — Brusque par un malaise

très vif, dans lequel on retrouve difficilement le grand frisson et le point de côté de l'adulte. La température s'élève vers 40°. Les *vomissements* sont presque constants.

Les signes physiques sont nuls ; on perçoit quelquefois de la *sub-matité* en un point et de l'obscurité du murmure vésiculaire.

Etat. — Les *signes physiques* apparaissent tardivement ; la pneumonie siégeant souvent au sommet, on doit explorer avec soin les fosses sus-épineuses et le sommet de l'aisselle.

La matité, l'exagération des vibrations, le souffle tubaire avec sa couronne de *râles crépitants*, la bronchophonie sont les signes cardinaux.

A défaut de ceux-ci, la constatation de *skodisme* sous-claviculaire est d'une grande importance.

Les *signes fonctionnels* sont assez frustes : la toux peut manquer ; l'expectoration ne se produit qu'à partir de 10 ans, on peut alors observer les crachats rouillés.

Le point de côté a plus d'importance, mais l'enfant le localise bas et se plaint de *souffrir du ventre*.

La dyspnée frappe à première vue : les respirations sont *fréquentes ;* l'enfant quitte le type de respiration costal, qui lui est habituel, pour prendre le type abdominal : il *pousse du ventre*.

Chaque respiration est poussée et bruyante (*respiration expiratrice*).

Les *phénomènes généraux* sont intenses : la face est rouge, la peau est chaude et *sèche*, le pouls rapide.

La température oscille peu, entre 39 et 40,5.

La diarrhée est fréquente.

L'enfant est ordinairement *abattu* et laisse pencher sa tête, quand on l'assied.

Urines peu abondantes, foncées, sans albumine.

La rate est normale.

Défervescence. — Du 6e au 9e jour, survient brusquement la *défervescence*. En quelques heures, la peau se couvre de *sueurs*, l'*urine* devient abondante, le pouls se ralentit, la température tombe.

En quelques jours, le retour à la santé se fait ; mais les signes physiques peuvent persister quelques jours ; le pouls est souvent lent et irrégulier.

Terminaison. — La terminaison ordinaire est la *guérison*.

La mort est extrêmement rare ; elle est le résultat d'une *complication* ou d'une pneumonie survenant sur un terrain *débilité*.

Marche. — La marche de la pneumonie est en général régulière et cyclique.

Il y a quelquefois des pneumonies *à rechutes*.

Beaucoup plus souvent, c'est la *pneumonie abortive*, à défervescence précoce vers le 3e ou 5e jour ; cette forme est très particulière à l'enfance.

Complications. — *Pleurésie purulente* métapneumonique.

L'*otite* est d'une fréquence particulière.

La *péritonite à pneumocoques* est spéciale à l'enfance et elle atteint surtout les filles.

Des *éruptions* peuvent se montrer au cours de la pneumonie : elles sont ordinairement scarlatiniformes, fugaces et créent des difficultés pour le diagnostic.

Complications nerveuses. — Elles constituent le principal danger des pneumonies de l'enfance.

Le *délire* ne s'observe qu'à partir de 6 ans.

Les *convulsions* (forme éclamptique) sont spéciales aux premières années, sauf exceptions. D'abord généralisées, elles se limitent à la face et aux yeux. Elles aggravent le pronostic.

La *forme méningitique* est caractérisée par la somnolence, la raideur de la nuque, les vomissements, le signe de Kernig. Quoique très grave, elle peut guérir.

La *méningite*, avec ou sans otite, présente le même tableau clinique, mais se termine par la mort.

L'*hémiplégie transitoire* a été mentionnée.

Pronostic. — En général, le pronostic est très bénin, car on ne rencontre pas, dans l'en ance, les facteurs de gravité de l'adulte (artériosclérose, alcoolisme).

Les phénomènes cérébraux, l'étendue de l'hépatisation sont les deux éléments de gravité principaux.

Diagnostic. — Le diagnostic peut être difficile; il ne faut compter ni sur le point de côté, ni sur les crachats.

En l'absence de signes physiques, on doit s'appuyer sur les signes fonctionnels et généraux : début brusque, abattement, dyspnée.

Dans la *fièvre typhoïde*, il y a des prodromes, une température plus facile à faire céder, et des symptômes caractéristiques au bout de quelques ours.

Les *fièvres éruptives* peuvent prêter à confusion avant l'apparition de l'éruption.

Les *bronchopneumonies* sont précédées de bronchite; les signes physiques sont bi-latéraux, la dyspnée est plus intense. Ce diagnostic est important, car la bronchopneumonie est plus grave.

Dans le cas de *phénomènes cérébraux*, le diagnostic présente des difficultés.

La *méningite tuberculeuse* a une marche plus lente, des phénomènes oculaires et basilaires, une température irrégulière.

Peut-on distinguer la *méningite* du *méningisme* curable? Le signe de Kernig n'a pas de valeur; la ponction lombaire ne renseigne que quand on trouve du pus. Se souvenir que la mort est fréquente au cours des pneumonies cérébrales, même sans méningite purulente. Explorer toujours l'oreille, dans ces cas.

Traitement. — Dans les cas moyens, on laisse la maladie évoluer sans exaspérer l'enfant par des vésicatoires, ni l'affaiblir par des expectorants ou des saignées.

En cas de *point de côté intense*, ventouses scarifiées.

En cas d'*adynamie* et de somnolence, alcool, acétate d'ammoniaque et enveloppements froids.

S'il y a *agitation*, bains tièdes.

Toutes les fois qu'il y a des *phénomènes cérébraux* inquiétants, explorer l'oreille, car une paracentèse du tympan faite largement et à temps peut prévenir des complications imminentes.

LXXXI. — SARCOME DU POUMON

Étiologie. — Le sarcome est presque toujours *secondaire* ; c'est la forme de récidive la plus fréquente, après les amputations pour sarcome des membres.

La *date d'apparition* est des plus variables; ordinairement il apparaît dans les deux premières années, souvent même dans les premiers mois.

Anatomie pathologique. — Macroscopiquement : la tumeur est rarement unique, formant une masse lobaire. Ordinairement ce sont des *noyaux* multiples, infiltrés dans le parenchyme, et apparaissant à la surface de la plèvre, où ils prennent l'apparence de gouttes de bougie.

Histologiquement, il reproduit la forme du sarcome primitif, ordinairement globo-cellulaire ou fuso-cellulaire.

Pathogénie. — On doit admettre, dans ces cas, le cheminement par voie sanguine, voie que le sarcome suit avec une prédilection bien connue.

La petitesse des capillaires pulmonaires explique que ce soit l'organe dans lequel les embolies cancéreuses s'arrêtent le plus souvent.

Symptômes. — **Début.** — Il est insidieux et annoncé par les signes fonctionnels, principalement la *dyspnée.*

Etat. — Il existe des *douleurs* localisées derrière le sternum et irradiées suivant le trajet des côtes.

La *dyspnée* est intense; elle est continue, mais, ce qu'il y a de plus caractéristique, ce sont les *paroxysmes.*

L'expectoration caractéristique en gelée de groseille manque souvent ; il peut se produire des hémoptysies analogues à celles de la tuberculose.

Les *signes physiques* sont variables : on peut distinguer :

La forme profonde, qui ne donne pas de signes;

La forme massive, qui donne de la matité et du souffle;

La forme sous-pleurale, la plus douloureuse, qui donne des épanchements hémorragiques.

En même temps, il existe des signes de *tumeur du médiastin :* crises de dyspnée paroxystique, quelquefois spasme de la glotte, toux coquelucho͏̈ide, dilatation du réseau veineux sous-cutané.

Marche. — La cachexie ne tarde pas à s'établir et le malade meurt dans le marasme, ou dans une crise de dyspnée.

Diagnostic. — Il varie suivant la forme :

La forme massive doit être distinguée de la *tuberculose ganglio-pulmonaire*, qui siège plus nettement au niveau du hile.

La forme pleurétique avec son épanchement hémorragique peut faire penser aussi à la *pleurésie tuberculeuse*, dont elle diffère par la marche très rapide de la cachexie ; l'examen microscopique du liquide peut éclairer le diagnostic.

Traitement. — Ne peut être que palliatif.

LXXXII. — PLEURÉSIE SÉRO-FIBRINEUSE

Etiologie. — La pleurésie séro-fibrineuse est *plus rare* chez l'enfant que chez l'adulte.

Elle est plus souvent aussi *secondaire* (moitié des cas) et, parmi les maladies causales, on trouve la pneumonie, les bronchopneumonies de la rougeole et de la coqueluche. L'affection causale la plus fréquente est le *rhumatisme*, qui quelquefois ne se montre que plusieurs années après, chez les enfants ayant eu une pleurésie.

La pleurésie *primitive*, et par conséquent la pleurésie *tuberculeuse* qui en revêt l'apparence, est donc plus rare ; on note souvent le traumatisme et le *refroidissement* à l'origine de cette affection.

L'*âge* présente de l'importance; la pleurésie séro-fibrineuse est plus fréquente à mesure que l'âge s'accroît.

SYMPTÔMES. — **Début.** — Ordinairement assez vif ; on peut préciser la date d'apparition par les malaises, la fièvre, quelquefois le point de côté.

L'épanchement se fait vite, en quelques jours.

État. — Ce sont les signes classiques de la pleurésie ; mais un peu modifiés, à cause de l'étroitesse de la cage thoracique.

L'abolition des vibrations est difficile à constater, à cause de la hauteur de la voix.

La *matité* est le symptôme capital ; mais on doit percuter avec douceur, pour éviter la production des cris et pour percevoir les nuances.

L'auscultation donne des renseignements précieux, mais souvent *trompeurs*. Le souffle peut être le souffle doux, voilé, lointain, expiratoire et en *é*. Mais souvent, à cause de la congestion pulmonaire sous-jacente, c'est un souffle aigre, plus ou moins intense ; dans ces cas, il n'y a pas affaiblissement des bruits respiratoires. La pectoriloquie aphone, l'égophonie peuvent se percevoir, quand l'enfant n'y met pas trop de mauvaise volonté.

Les *symptômes fonctionnels* sont la *dyspnée*, la *toux* sèche et quinteuse, la *douleur*. Mais tout cela peut manquer ; aussi, à ce point de vue, beaucoup de pleurésies seraient-elles latentes chez l'enfant.

Les *symptômes généraux*, caractérisés par l'élévation de la température autour du 40°, sont surtout intenses au début et tombent en quelques jours.

Marche et durée. — L'épanchement atteint son apogée très rapidement.

Puis il décroît progressivement et plus lentement.

La résorption est annoncée par le retour du murmure vésiculaire, la diminution de la matité. Ces signes sont tardifs ; les frottements sont un indice plus précieux, quoique assez rare. Le principal symptôme est le retour des vibrations.

En tout, la maladie dure 2 ou 3 semaines.

TERMINAISONS. — La *guérison* est habituelle.

L'asphyxie par grande abondance de l'épanchement est rare.

La transformation purulente est exceptionnelle.

COMPLICATIONS. — On a noté l'*asphyxie progressive,* qui devient exceptionnelle avec la thoracentèse.

La *mort subite* a été signalée.

Ce qui est plus fréquent, c'est la rétraction de la paroi qui peut aller jusqu'à occasionner une *scoliose*, à cause de la malléabilité du thorax de l'enfant.

FORMES. — La *pleurésie rhumatismale* est insidieuse, d'évolution très rapide. Elle se produit ordinairement du côté gauche, car elle est en relation fréquente avec l'endo-péricardite.

La *pleurésie tuberculeuse* s'accompagne d'adénopathie trachéo-bronchique et de congestion du sommet du poumon (Grancher).

Tandis que, dans la pleurésie simple, le sommet du poumon du côté atteint présente une suppléance parfaite, se traduisant par du skodisme et de la respiration puérile (son +, vibrations +, respiration +); au contraire dans la pleurésie tuberculeuse il y a

Son +
Vibrations +
Respiration —

L'évolution est bénigne, quoique un peu longue, mais la tuberculose ultérieure est possible, quoique non fatale.

PRONOSTIC. — Il y a deux pronostics : le *pronostic immédiat*, en général bénin, et dans lequel intervient seule la gêne de l'épanchement (quantité et durée).

Le *pronostic ultérieur*, qui dépend de la nature de l'affection.

DIAGNOSTIC. — Se souvenir que la pleurésie peut être *latente*, les signes fonctionnels étant nuls et qu'elle doit alors être une trouvaille d'auscultation.

La *spléno-pneumonie* ne présente pas une matité aussi franche, ni surtout limitée par une courbe à concavité supéro-externe. Le cœur n'est pas dévié et l'espace de Traube est conservé. On ne peut compter chez l'enfant sur les caractères de l'expectoration.

Ce qui fait surtout la difficulté du diagnostic de la pleurésie, chez l'enfant, ce sont les *signes trompeurs* : début violent et souffle intense.

La *pneumonie* peut donc prêter à confusion ; mais la toux est plus grasse, les phénomènes généraux plus intenses. Il y a une matité moins franche.

La *bronchopneumonie* est bi-latérale et s'accompagne de dyspnée intense.

La *tuberculose* se reconnaît aux hémoptysies, et surtout à la cachexie. Les pleurésies peuvent donner lieu à des signes *pseudo-cavitaires*, qu'il faut analyser avec soin.

Dans tous ces cas, la *ponction exploratrice* est d'un grand secours.

Il reste à déterminer la nature de l'épanchement et à reconnaître la *tuberculose*. L'inoculation, le cyto-diagnostic de Widal et Ravaut sont des bases sérieuses de diagnostic.

TRAITEMENT. — Traiter les symptômes.

Le vésicatoire est un moyen barbare à réserver pour des adultes.

La *ponction évacuatrice* est indiquée dans les cas traînants, qui sont rares, et dans les cas à gros épanchements, qui sont exceptionnels.

LXXXIII. — PLEURÉSIES PURULENTES

ÉTIOLOGIE. — Les pleurésies purulentes présentent une *fréquence* particulière chez les enfants; la *moitié* des épanchements de la plèvre sont purulents (1/13 seulement chez l'adulte).

Quelques-unes sont *primitives* (1/4 des cas).

La plupart sont *secondaires;* et, parmi les causes les plus fréquentes, on trouve :

La pneumonie, les bronchopneumonies, la scarlatine, la tuberculose (cette dernière est moins souvent en cause que chez l'adulte).

La *pleurésie séro-fibrineuse* ne devient purulente que d'une façon tout exceptionnelle. Les pleurésies purulentes sont donc telles *d'emblée.*

BACTÉRIOLOGIE. — Le bactériologie a changé complètement les divisions des pleurésies purulentes : on distingue maintenant seulement les variétés suivantes : les pleurésies à *pneumocoques,* celles à *streptocoques,* les pleurésies *associées,* les pleurésies à *bacille de Koch* (souvent associées), les pleurésies *fétides.*

Leur fréquence relative peut être représentée par les graphiques suivants (fig. 5 et 6).

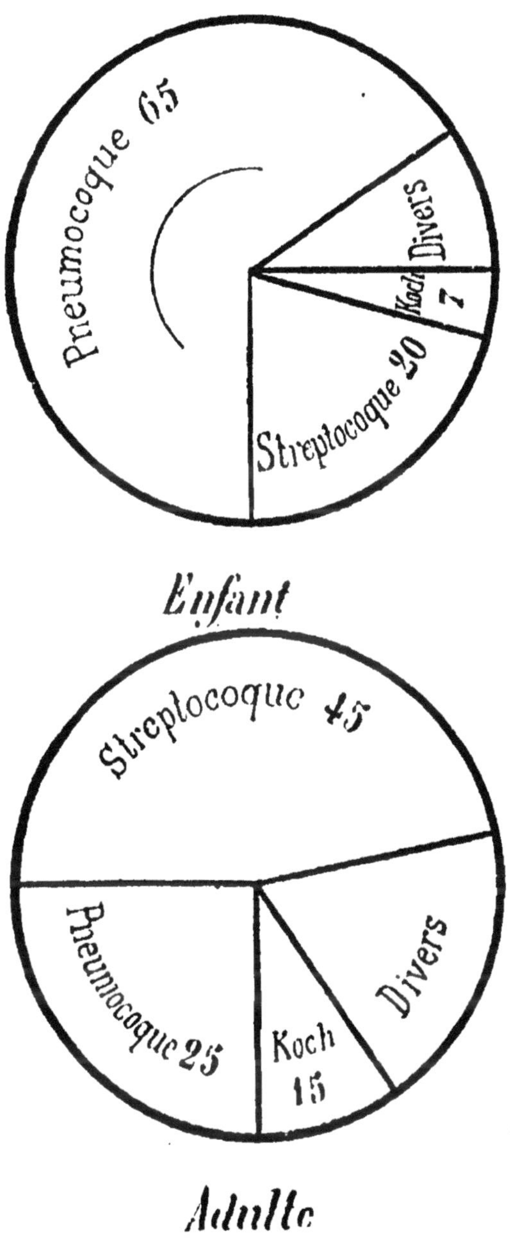

Fig. 5 et 6. — Comparaison des microbes chez l'enfant et chez l'adulte (Netter).

Symptômes. — Les symptômes des pleurésies purulentes sont variables avec la nature bactériologique; néanmoins il y a un ensemble de caractères communs, qui sont les suivants.

Signes physiques. — Ce sont ceux des épanchements pleuraux en général. Les particularités sont les suivantes :

La pectoriloquie aphone manque toujours (*signe de Bacelli*) ou plutôt le plus souvent.

Le *souffle* est intense et quelquefois amphorique; aussi les *signes pseudo-cavitaires* au niveau du hile sont-ils fréquents.

La forme du thorax est quelquefois spéciale; l'épanchement détermine une *voussure*, alors même qu'il n'est pas enkysté.

L'*œdème de la paroi* est un signe presque certain de purulence. Il se rencontre quelquefois dans les épanchements séro-fibrineux, à la condition qu'ils soient très abondants.

A un degré léger, on le reconnaît par la trace circulaire que laisse le stéthoscope, ou par les empreintes des plis de la chemise.

C'est un signe *tardif*, dont il faut savoir se passer.

L'*enkystement* d'un épanchement (costal, interlobaire, diaphragmatique) est un signe presque certain de purulence.

Symptômes généraux. — Ils ont une importance bien plus grande.

La *fièvre* est variable; mais quand elle est persistante on doit penser à la purulence.

Le *facies* est altéré, plombé et anémique,

L'*appétit* est diminué et il y a de la *diarrhée*.

Enfin le malade est couvert de *sueurs*, qui surviennent par accès, après des *frissons*, et il *maigrit* rapidement.

MARCHE. — L'évolution ne laisse pas place au doute.

La *résorption* est possible, mais exceptionnelle; c'est ordinairement une évacuation par les bronches par petites quantités et qui est passée inaperçue.

La *vomique* est annoncée par la recrudescence de la température, par la fétidité de l'haleine et par des hémoptysies, qui indiquent l'atteinte d'un vaisseau de calibre notable, voisin d'une bronche volumineuse (Dieulafoy).

La vomique elle-même se fait de deux façons différentes. Ou bien la toux devient grasse et l'expectoration apparaît; cette forme peut passer inaperçue. Ou bien la vomique est dramatique : au milieu d'efforts de toux, le malade expectore une grande quantité de pus et emplit plusieurs crachoirs.

Les symptômes généraux s'atténuent.

Les signes physiques se modifient et deviennent ceux d'un pneumothorax : souffle amphorique, succussion hippocratique et tintement métallique.

Ultérieurement se produisent des alternatives d'évacuation et de rétention, qui aboutissent à la guérison ou à l'hecticité.

Le pus peut devenir fétide par infection secondaire.

L'*empyème de nécessité* consiste dans l'ouverture spontanée à travers la paroi thoracique.

Il consiste en une poche fluctuante, qui se forme dans le 5° espace intercostal sur la ligne axillaire ou un peu en avant.

Ultérieurement, la peau rougit, l'abcès s'évacue, avec ou sans formation d'un pneumothorax.

La guérison, l'hecticité ou une fistule intarissable peuvent en être la terminaison.

Quand il siège à gauche, l'empyème de nécessité peut être *pulsatile*.

Enfin la pleurésie purulente peut prendre une *allure chronique* et n'avoir tendance ni à s'ouvrir, ni à se résorber.

TERMINAISONS. — La *guérison* peut donc se produire soit par résorption, soit après évacuation (vomique, empyème de nécessité).

La *mort* peut survenir ou bien par septicémie, avant même l'ouverture de la poche, ou bien par hecticité, après ouverture incomplète.

Quelquefois, elle a lieu par asphyxie pendant une vomique.

PRONOSTIC. — Le premier élément de pronostic est la *nature bactériologique*. Mais indépendamment de celui-ci, différents symptômes présentent une valeur particulière.

Le *siège central* est d'un mauvais pronostic, car la poche est inaccessible à l'intervention.

L'*ouverture spontanée* (vomique, empyème) était peut-être à souhaiter autrefois, mais ne doit plus être attendue.

DIAGNOSTIC. — Le diagnostic des pleurésies purulentes se présente dans des conditions très différentes.

a) *Signes physiques siégeant aux bases.* — pleurésie purulente de la grande cavité pleurale.

La *pleurésie séro-fibrineuse* se distingue par la bénignité des phénomènes généraux, par la pectoriloquie aphone et surtout par sa marche bénigne.

Le *cancer pleuro-pulmonaire* est très rare, et succède à un sarcome des membres. Il y a des signes de compression médiastinale. La cachexie est encore plus rapide.

L'infiltration tuberculeuse s'accompagn d'exagération des vibrations, d'adénopathies. Souvent, il y a des hémoptysies. Enfin, on assiste à la formation des cavernes.

La *pneumonie*, par son évolution, ne laisse pas longtemps place au doute. La pneumonie peut être suivie de pleurésie purulente.

b) *Signes physiques cavitaires.* — Mentionnons la confusion avec la *tuberculose*, *l'adénopathie trachéo-bronchique*.

c) *Vomique.* — Elle peut appartenir à un *abcès du poumon*. Mais ici l'expectoration est moins abondante, on y retrouve des débris pulmonaires (fibres élastiques). Enfin cette vomique est plus précoce que celle des pleurésies purulentes.

d) *Symptômes généraux seuls, signes physiques frustes.* — Ils s'agit, dans ces cas, de pleurésies profondes.

Pleurésie médiastine, donnant lieu à des signes de compression médiastinale;

Pleurésie interlobaire, avec matité au niveau de la ligne axillaire dans le 4e espace intercostal à gauche, le 3e ou surtout le 5e à droite.

Pleurésie diaphragmatique, avec dyspnée violente, et orthopnée, rictus sardonique, irradiations le long des scalènes, hoquet. L'évolution est particulière, la vomique étant presque la seule terminaison.

La confusion la plus fréquente est celle du *pyopneumothorax sous-phrénique*, d'ailleurs exceptionnel chez l'enfant.

Variétés bactériologiques. — C'est le point important du diagnostic, car il commande le traitement.

Pleurésie purulente à pneumocoque. — Tantôt elle est *primitive*, tantôt elle succède à des maladies pulmonaires, surtout la *pneumonie*.

Dans ce dernier cas, deux éventualités sont possibles : ou bien elle continue la pneumonie (parapneumonique), ou bien elle éclate après la défervescence (métapneumonique).

Dans ce dernier cas, qui est le plus caractéristique, le *début est brusque* et marqué par une forte élévation de température et un point de côté.

Rapidement se constituent des signes physiques, qui traduisent la présence d'un *épanchement abondant* de la grande cavité pleurale. L'œdème de la paroi est ici très tardif et exceptionnel.

La fièvre est tout à fait irrégulière.

L'évolution peut aboutir à la *guérison spontanée*, à la vomique (plus rare que chez l'adulte), ou à l'empyème de nécessité surtout.

Le *pronostic* est le plus bénin.

Le *pus*, dans ce cas, est bien lié, jaune-verdâtre et présente au microscope des cocci groupés par deux, ou quelquefois en chaînettes courtes, qu'on peut colorer par la méthode de Gram.

Pleurésie purulente à streptocoque. — Cette forme succède à des affections, où le streptocoque se montre à titre primitif ou secondaire (érysipèle, *scarlatine*, rougeole, grippe, infection puerpérale de la mère, etc.).

Le début est variable.

A la période d'état, ce qui frappe ce sont les phénomènes généraux très intenses : l'*état adynamique*, la diarrhée, la température à grandes oscillations, les sueurs profuses.

L'évolution est très rapide; néanmoins quelques cas sont subaigus.

Le pronostic est plus grave, à cause de la mort par *adynamie,* et à cause des *fistules intarissables.*

Le *pus* est séreux, se divise en 2 couches. Il contient des streptocoques.

Pleurésie tuberculeuse. — L'ensemble de son tableau lui a fait donner le nom d'*abcès froid de la plèvre.*

Le début est ordinairement *insidieux;* il se fait quelquefois par une pleurésie séro-fibrineuse dont le liquide examiné au microscope contient des globules rouges. Dans ce cas, la transformation purulente est secondaire.

Les symptômes fonctionnels sont *latents*, à moins que l'abondance de l'épanchement détermine de la dyspnée.

Le malade *maigrit.*

L'*empyème de nécessité*, surtout pulsatile, est très particulier à cette forme.

Le pus est séreux, mal lié; les associations microbiennes y sont fréquentes. La nature tuberculeuse se reconnaît par les inoculations au cobaye.

Pleurésies putrides. — Sans parler des pleurésies putrides ayant succédé à des gangrènes pulmonaires (pleurésies gangréneuses), les pleurésies putrides sont telles d'emblée.

La marche se fait quelquefois en deux temps, la maladie étant interrompue par une période d'accalmie.

Les symptômes sont ceux d'un épanchement liquide ou d'un pyopneumothorax, car il y a production de gaz.

Des abcès gazeux de la paroi peuvent se former au cours de ces pleurésies.

La mort survient ordinairement en *adynamie.*

Le *pus* est mal lié et renferme des *anaérobies.*

Traitement. — Le traitement dépend de la nature bactériologique et du siège.

En règle générale, dans les pleurésies purulentes, la ponction ne doit jamais être seulement exploratrice ; elle *doit toujours être évacuatrice.*

Les *pleurésies putrides* et celles à *streptocoque* doivent être traitées par l'ouverture avec résection de côte. L'évacuation est suivie de lavage et de drainage.

La *pleurésie à pneumocoque* a pu guérir après une simple ponction évacuatrice. On préfère aujourd'hui l'incision pleurale, et principalement la résection costale. En tous cas, elle doit être faite, si, après une ponction, le pus se reproduit. Il est préférable de ne pas gêner l'expansion du poumon par des lavages.

Dans la *pleurésie tuberculeuse*, la plupart des chirurgiens se contentent d'évacuations par ponctions aspiratrices. La résection costale est à réserver pour les cas inflammatoires à microbes associés.

La *pleurésie centrale*, dont le diagnostic n'est, le plus souvent, fait qu'après la vomique, n'est, en général, abordée que si le pus se vide mal. L'intervention est dangereuse.

Enfin, dans le cas où persisterait une *cavité suppurante*, que le poumon contracté et couvert de fausses membranes se refuserait à combler, on peut mobiliser un volet de la paroi(opération d'Estlander) ou la désosser entièrement (opération de Scheede). Quelquefois la décortication du poumon est utile.

LXXXIV. — MALADIE BLEUE

Étiologie. — L'étiologie est très obscure, aucune des causes mentionnées n'est constante.

La *syphilis* des parents est fréquente.

Les *maladies infectieuses* au cours de la grossesse ont été mentionnées (rhumatisme, pneumonie, tuberculose).

L'influence *héréditaire ou familiale* est nette dans certains cas.

Chez le sujet qui est atteint de ces lésions, on rencontre fréquemment des *malformations* congénitales et des *tares nerveuses*.

Quant à la tuberculose, elle doit être considérée comme une complication, un mode de terminaison de ces maladies.

Anatomie pathologique. — Toutes les lésions possibles ont été mentionnées : absence de cloisons auriculaire, ventriculaire, perforations, rétrécissements pulmonaire, aortique, de siège orificiel, sous-orificiel ou préorificiel.

Mais il existe des associations plus fréquentes que les autres et dont l'explication est plausible.

Premier type. — Rétrécissement pulmonaire ; persistance du trou de Botal (inter-auriculaire). C'est le type le plus fréquent.

Deuxième type. — Rétrécissement pulmonaire ; Perforation interventriculaire avec ou sans persistance du canal artériel (rare).

Troisième type. — Communication interventriculaire isolée (maladie de Roger).

Pathogénie. — Deux théories contradictoires cherchent à expliquer ces malformations.

Théorie tératologique (Rokitansky). — Ici les lésions primitives seraient ordinairement des vices de développement des cloisons inter-auriculaire ou interventriculaire.

Cette théorie paraît particulièrement probable pour les perforations interventriculaires, dont la date embryologique doit être comprise avant la fin du 2e mois de la vie intra-utérine.

Théorie de l'endocardite fœtale (Lancereaux). — Il existe une lésion primitive et des anomalies subordonnées.

La lésion primitive est le rétrécissement pulmonaire, qui entraîne une rétrostase dans tout le cœur droit, dont les conséquences (*anomalies subordonnées*) sont variables suivant l'âge du fœtus.

Fœtus très jeune (avant le 3e mois) : persistance de la communication interventriculaire.

Fœtus près de la naissance : persistance du trou de Botal.

Physiologie pathologique. — La cyanose qu'on constate dans ces maladies est due au mélange des sangs artériel et veineux ; elle ne peut se produire que s'il y a communication interauriculaire, interventriculaire (rare), ou interartérielle (exceptionnelle).

Symptômes. — Beaucoup de ces anomalies ne sont pas compatibles avec la vie, et l'enfant meurt en quelques instants. Dans les cas de survie, on a les symptômes suivants :

Symptômes fonctionnels. — L'enfant est sujet à la *dyspnée d'effort*, et ne peut faire un travail sans être essoufflé.

Il y a des *palpitations* pendant les efforts et même au repos.

Ce qui caractérise l'affection, c'est la *cyanose*. A

un degré léger, la cyanose n'apparaît qu'à l'occasion des mouvements ; d'autres fois, elle est continue.

Cette cyanose se manifeste surtout aux extrémités (doigts, pommettes, nez, oreilles, lèvres, gencives).

Les affections pulmonaires intercurrentes la révèlent, quand elle est légère, ou l'exagèrent.

Les extrémités sont *refroidies*.

Etat général. — Les sujets sont souvent atteints de malformation des lèvres, des organes génitaux, des doigts.

Ordinairement ils sont chétifs.

Enfin il existe des *déformations osseuses :* torse grêle, déviations vertébrales et surtout *doigts en baguettes de tambour* analogues aux doigts hippocratiques des suppurations pulmonaires.

Signes physiques. — Ils sont des plus variables d'un sujet à l'autre.

a) Cas ordinaire (rétrécissement pulmonaire avec persistance du trou de Botal) : hypertrophie du ventricule droit, se traduisant par l'étendue de la matité précordiale, rejet de la partie en bas et surtout en dehors.

Frémissement cataire à la base.

Souffle systolique, intense, vibrant, siégeant dans le 2e espace intercostal gauche ; se propageant vers la base, s'entendant dans le dos.

Pouls normal.

La communication interauriculaire ne donne pas de signes physiques, elle atténue seulement l'hypertrophie du cœur droit, qui, dans les cas de rétrécissement pur, est beaucoup plus accentuée.

b) Cas de coexistence de perforation interventriculaire. On perçoit le souffle pulmonaire, et inconstamment le souffle de la maladie de Roger (voir plus bas, même page) mais toujours plus faible que dans cette maladie.

Pas d'hypertrophie du ventricule droit.

Marche. — La marche est variable suivant le degré de la malformation.

Certaines cyanoses n'apparaissent que tardivement; elles sont moins graves.

D'autres sont précoces.

Terminaisons. — La *mort* survient ordinairement dans les deux premières années.

Dans d'autres cas, il y a *survie*, quelquefois indéfinie, mais le malade reste exposé à de graves *complications*.

Quelquefois il meurt d'*asystolie*, mais plus rarement.

Complications. — *Paroxysmes* de Gintrac, caractérisés par l'exagération de tous les symptômes, cyanose. palpitations. En même temps il y a des *troubles nerveux :* attaques épileptiformes, délire.

La mort peut survenir par *syncope*.

Toutes les *maladies pulmonaires* revêtent une gravité particulière.

Enfin la moitié des malades sont emportés par la *tuberculose* pulmonaire, qui est causée soit par la débilitation qui accompagne la maladie, soit par l'influence de l'anémie pulmonaire, soit par la prédisposition héréditaire.

Pronostic. — Il est donc grave; il doit se tirer du degré de dyspnée, et de la fréquence des paroxysmes plutôt que de la cyanose elle-même.

Maladie de Roger. — Elle est beaucoup moins grave.

Signes physiques. — Souffle systolique, rude, de timbre haut, intense, siégeant dans le 3e espace intercostal gauche, de propagation diffuse, et qui s'entend dans le dos.

Frémissement cataire.

Pouls normal.

Signes fonctionnels. — Nuls; la cyanose est en tous cas très tardive et apparaît seulement au cours de complications.

Diagnostic. — Le diagnostic repose surtout sur les signes fonctionnels : dyspnée, cyanose.

Les signes peuvent manquer totalement, dans les cas de perforations interventriculaires.

Le diagnostic avec les *lésions acquises* se fait par la recherche des antécédents personnels.

Traitement. — C'est celui de toutes les cardiopathies.

LXXXV. — ENDOCARDITES ET LÉSIONS ACQUISES

Étiologie. — Les maladies qui déterminent le plus fréquemment des endocardites chez l'enfant sont :

Le *rhumatisme articulaire aigu*, la *tuberculose*, la *chorée*, la *scarlatine* et la *fièvre typhoïde*.

En somme, l'endocardite est *plus fréquente* chez l'enfant que chez l'adulte.

Symptômes. — **Endocardites aiguës.** — Les *symptômes* sont les mêmes que chez l'adulte : assourdissements des bruits, souffles extra-cardiaques et éréthisme.

La *terminaison* ordinaire est la sclérose.

On a prétendu que c'est surtout dans l'enfance que l'endocardite est *curable* (contesté).

Endocardite chronique. — Elle succède aux précédentes.

Physiologie pathologique. — Les lésions orificielles chez l'enfant sont remarquablement compensées :

a) On a émis l'hypothèse d'élongation compensatrice des valvules rétractées par l'inflammation.

b) La compensation se fait par *hypertrophie*.

Celle-ci a pour caractère d'être *facile*, *suffisante* et *durable*.

Pour que l'asystolie apparaisse, il faut que le péricarde lui-même soit malade.

Symptômes. — Signes physiques : ce sont ceux qu'on constate chez l'adulte. Mais :

Voussure accentuée, souffles à grande propagation, peu de modifications de la circulation périphérique.

L'irrégularité du pouls, le pouls jugulaire, les œdèmes sont exceptionnels.

Les *signes fonctionnels* sont frustes.

Marche. — Elle est stationnaire.

Les maladies pulmonaires intercurrentes ont peu d'influence.

Terminaisons. — Ou bien l'affection comporte une *survie* indéfinie, et c'est le cas ordinaire,

Ou bien la maladie est *très grave d'emblée*.

Les cas intermédiaires, avec poussées d'asystolie séparées par l'intégrité relative des fonctions, n'existent pas chez les enfants.

Pronostic. — Il n'est donc pas très grave, du moins dans l'enfance, et il est toujours *facile* à établir.

Traitement. — C'est le traitement hygiénique qui a le plus d'importance : bonne hygiène et exercice, à condition qu'il ne soit jamais poussé jusqu'à la fatigue.

LXXXVI. — PÉRICARDITES

Étiologie. — Contrairement aux endocardites, les péricardites sont *plus rares* que chez l'adulte.

Les infections causales sont le *rhumatisme articulaire aigu* et la *tuberculose*.

Symptômes. — Analogues à ceux de l'adulte.

Pronostic. — La péricardite est très mal tolérée par le myocarde, et le grand danger réside dans la terminaison par symphyse.

LXXXVII. — SYMPHYSE DU PÉRICARDE

Étiologie. — La symphyse est *plus fréquente* dans l'enfance ; on a expliqué ce fait par l'absence de tissu graisseux épicardique.

Les maladies causales sont le *rhumatisme* et la *tuberculose*.

Anatomie pathologique. — Les adhérences sont d'*étendue* variable : on distingue des symphyses totales et des symphyses partielles.

L'état d'organisation des adhérences varie depuis la fibrine jusqu'au tissu scléreux.

Le *myocarde* est fortement atteint. Ce muscle est dilaté et plus ou moins dégénéré.

La dilatation prédomine dans la symphyse rhumatismale et la dégénérescence dans la symphyse tuberculeuse.

L'hypertrophie est plus forte que dans l'endocardite simple rhumatismale compensée.

Symptômes. — **Forme active.** — Nous prendrons comme type la forme rhumatismale, qui est la *forme active*.

Début. — Il peut être annoncé par l'étude des signes physiques : par exemple, on assiste à la disparition brusque d'un bruit de frottement intense, qu'on s'attendait à voir durer des semaines.

Le plus souvent, ce sont des symptômes dyspnéiques qui ouvrent la scène, et c'est alors qu'on trouve les signes physiques de la symphyse, en les recherchant.

État. — *Signes physiques.* — Soulèvement systolique de toute la région précordiale, au lieu de la pointe seule.

Dépression systolique des espaces intercostaux inférieurs et de la pointe (signe de Heim-Kreysig.).

La coexistence de ces deux symptômes constitue le mouvement de roulis (Jaccoud).

Ondulation de la paroi.

Constatation de l'hypertrophie du cœur par l'exagération de l'impulsion et par l'ectopie de la pointe.

Quelquefois on constate le phénomène du pouls paradoxal : diminution de l'intensité du pouls pendant les mouvements inspiratoires.

Mais aucun de ces signes n'est constant, ni n'a de valeur absolue : le seul symptôme caractéristique est l'*immobilité de la pointe*, quand on fait varier la position du malade.

Signes fonctionnels. — Ils consistent en *dyspnée*, stase pulmonaire et asystolie.

Marche. — La marche est progressive et ne s'accompagne guère de longues rémissions, comme chez l'adulte.

Terminaison. — Constamment mort en asystolie ou par syncope.

Forme tuberculeuse, passive. — Elle est caractérisée par la latence des signes fonctionnels et la prédominance des phénomènes généraux.

Début. — Période fébrile, survenant chez un enfant qui présentait une tuberculose primitive.

On diagnostique granulie ou tuberculose péritonéale à marche aiguë, avec participation pleurale.

ÉTAT. — *Signes fonctionnels nuls :* ni palpitations, ni hypertrophie cardiaque.

Signes généraux. — Frottements pleuraux.

Ventre ballonné, avec ascite.

Le foie est gros.

TERMINAISON. — Syncope.

DIAGNOSTIC. — Au cours d'une tuberculose granulique, il faut se souvenir qu'il peut se produire une symphyse latente.

Au cours d'une *endocardite rhumatismale*, quand on voit survenir de l'intolérance, quand la compensation cesse, on doit penser à la symphyse.

Une *lésion valvulaire* pourrait donner les mêmes symptômes fonctionnels, à la condition qu'elle soit très accusée (lésion mitrale complexe avec roulement présystolique). Mais la pointe reste mobile.

TRAITEMENT. — Peut-être pourrait-on *prévenir* la symphyse par l'incision de certaines péricardites.

Delorme et Mignon ont proposé la rupture chirurgicale des adhérences.

En tous cas, instituer le traitement de l'asystolie.

LXXXVIII. — HYPERTROPHIE DE CROISSANCE

L'hypertrophie de croissance, décrite par Germain Sée et Blache, a été complètement démembrée depuis ces auteurs. Néanmoins la description persiste, à la condition que l'affection ne soit considérée que comme un *syndrome*.

ÉTIOLOGIE. — L'affection atteint des enfants de 10 à 15 ans.

On a reconnu que les sujets présentant ce syndrome sont soumis à l'une ou plusieurs des influences suivantes :

Végétations adénoïdes, dyspepsie, tabagisme, vers intestinaux, surmenage physique, onanisme.

Anatomie pathologique. — Contraire à la théorie : il n'y a pas d'hypertrophie.

G. Sée distinguait une hypertrophie par précocité de l'accroissement du cœur et une dilatation par retard d'accroissement.

Symptômes. — *Signes physiques.* — Augmentation de volume du cœur : déplacement de la pointe et étendue de la matité cardiaque.

Souffle systolique précordial (inconstant).

Retentissement du 2e bruit pulmonaire.

Impulsion cardiaque plus forte.

Pas de modifications du pouls radial.

Signes fonctionnels. — Forme tachycardique, avec sensation de palpitations.

Forme dyspnéique, caractérisée par la dyspnée d'effort.

Forme céphalalgique, douleurs frontales apparaissant à l'occasion du travail intellectuel et disparaissant au grand air.

Traitement. — Saisir l'indication étiologique.

LXXXIX. — ICTÈRE DES NOUVEAU-NÉS

Étiologie. — L'ictère est un symptôme *fréquent* chez les nouveau-nés (80 pour 100).

Il peut atteindre des enfants de bon aspect; ordinairement ce sont des *enfants débiles* qui en sont atteints.

Aussi les prématurés, les jumeaux le présentent-ils souvent et est-il plus rare à la campagne.

Porak incrimine la *ligature tardive* du cordon.

Pathogénie. — Absolument hypothétique; on a incriminé :

La résorption du meconium, quand l'expulsion en est retardée,

L'œdème de la capsule de Glisson,

La persistance du canal d'Aranzi, d'où déversement des acides biliaires dans le sang et destruction d'hématies,

Travail de résorption dans la vésicule biliaire, encore incomplètement développée,

Ictère catarrhal,

Polycholie.

Abaissement brusque de la pression intrahépatique.

Symptômes. — **Début.** — Vers le deuxième jour.

État. — La *coloration des téguments* est légère, peu apparente à cause de la couleur rouge des enfants.

Il faut pour la reconnaître anémier la peau par la pression.

Les *conjonctives* ne sont colorées que dans les cas intenses.

Les *urines* ne présentent pas la réaction de Gmelin; on y trouve de l'urobiline. A l'examen microscopique, il y a des cristaux de nature diverse.

Le *foie* présente un volume normal.

Durée. — Dix à vingt jours, suivant l'intensité.

Pronostic. — Très bénin.

Mais les enfants ictériques subissent un accroissement de poids moins régulier que les autres.

Diagnostic. — A distinguer des ictères symptômatiques dont le pronostic est mortel.

La *syphilis héréditaire* s'accompagne d'une teinte jaune bistre; elle se traduit par le pemphigus et l'aspect vieillot du nouveau-né.

Les *ictères infectieux* (maladie de Winkel, hémorragies tardives du cordon) se reconnaissent à leur apparition plus tardive et aux hémorragies.

L'ictère biliphéique a des origines diverses :

Vice de développement des voies biliaires : l'ictère est intense ; des hémorragies apparaissent et la cachexie emporte l'enfant.

Ictère catarrhal à évolution bénigne ou grave.

Traitement. — Inutile. Surveiller particulièrement ces enfants qui sont plus débiles que les autres.

XC. — CIRRHOSES ATROPHIQUES

Étiologie. — Ces cirrhoses sont les *plus rares*.

L'étiologie est très obscure : les *antécédents arthritiques* des parents sont la règle.

Les *maladies infectieuses*, la *syphilis* ont été incriminées.

L'*alcoolisme* se rencontre avec une fréquence moindre que chez l'adulte, mais néanmoins prépondérante.

Chez l'enfant, il suffit de doses d'alcool *faible*, et peu souvent répétées. Il ne faut donc pas abuser de l'alcool, en thérapeutique infantile.

Anatomie pathologique et symptômes. — Comme la cirrhose de Laënnec de l'adulte.

Diagnostic. — La *péritonite tuberculeuse* est la source la plus commune d'erreurs et de confusions. Le ventre est plus difficilement dépressible, plus douloureux.

L'ascite est moins mobile. Les veines sous-cutanées sont moins dilatées et siègent surtout au-dessous de l'ombilic. La rate est moins grosse.

Traitement. — Supprimer la cause de sclérose.

Prescrire le calomel à doses réfractées, l'iodure de potassium.

XCI. — CIRRHOSE CARDIO-TUBERCULEUSE

Elle a été décrite par Hutinel.

Étiologie. — C'est la forme la plus fréquente de la tuberculose hépatique chez l'enfant.

C'est une *tuberculose secondaire* à la tuberculose des séreuses en général.

La symphyse cardiaque est constante dans ces cas.

Anatomie pathologique. — Le *foie* est augmenté de volume et peut peser le double du poids normal.

La surface du foie est cachée par des fausses membranes ou directement adhérente aux parties voisines; il y a péri-hépatite.

A la coupe, la coloration est inégale, et les lésions sont *disséminées en ilots*.

Il y a des ilots de *foie muscade* ordinaire, avec cirrhose d'origine centro-lobulaire.

Même dans les parties présentant l'apparence de foie muscade, et naturellement dans les autres, qui prennent une couleur grisâtre, on trouve des *nodules leucocytaires* avec cellules épithélioïdes et bacilles de Koch. Ces lésions peuvent siéger dans le lobule ou en dehors.

Le *péritoine*, la *plèvre* sont tapissés de fausses membranes ou de granulations.

Le *péricarde*, toujours atteint, présente des lésions analogues, qui pénètrent dans le myocarde et y déterminent une sorte de cirrhose.

Symptômes. — **Début**. — C'est la tuberculose des séreuses qui ouvre la scène :

Amaigrissement progressif, adénopathies, température irrégulière, douleurs abdominales et thoraciques, ballonnement du ventre.

Le cœur est atteint d'une façon très précoce.

Etat. — Apparition de troubles hépatiques.

Le *ventre* est augmenté de volume, en partie à cause du météorisme, en partie à cause de l'ascite.

L'ascite est constante, abondante, peu sujette aux variations.

Des veines dilatées se voient à la base du thorax.

Le *foie* est augmenté de volume, rarement douloureux.

La *rate* aussi est tuméfiée, mais moins nettement.

Les *membres* sont amaigris et leur gracilité contraste avec le développement du ventre. Ultérieurement ils deviennent le siège d'un œdème, qui ne disparaît plus.

Les urines sont diminuées de volume, de couleur foncée, contiennent de l'urobiline, et souvent de l'albumine. Le sucre s'y montre facilement, quand on en fait ingérer une certaine quantité à l'enfant (glycosurie alimentaire).

Le *cœur* n'attire pas l'attention; son volume est presque normal; le pouls bat régulièrement.

La pointe est difficile à trouver, de sorte qu'il est impossible de reconnaître qu'elle ne se déplace pas sous l'influence des changements de position.

Marche. — L'état général, tout en étant précaire, reste longtemps stationnaire.

Puis surviennent des épistaxis, des poussées de température; la cachexie se prononce et la mort survient.

Durée. — Très variable ; elle peut être de plusieurs mois ou de plusieurs années.

PRONOSTIC. — Fatal; mais l'évolution n'est pas toujours plus rapide que celle du foie cardiaque simple. Il peut se produire des périodes d'amélioration.

Diagnostic. — Repose sur l'hépatomégalie, l'ascite et la constatation de tuberculose des séreuses.

Le *foie cardiaque* simple s'accompagne plus rarement d'ascite; celle-ci est plus variable.

La *congestion hépatique* d'origine cardiaque donne un hépato mégalie qui rétrocède.

La *maladie de Hanot* s'accompagne d'ictère.

La *péritonite tuberculeuse* présente une ascite moins mobile, une marche plus rapide. Néanmoins la cirrhose cardio-tuberculeuse en est une forme spéciale.

La *cirrhose hypertrophique palustre* se reconnaît aux antécédents.

Le *kyste hydatique* évolue sans influencer l'état général.

Traitement. — Purement symptomatique.

XCII. — CIRRHOSE DE HANOT

Cirrhose hypertrophique avec ictère chronique ; chez l'enfant, cette affection présente ordinairement la *forme splénomégalique* de Gilbert.

Etiologie. — Elle atteint des sujets qui étaient auparavant en bonne santé apparente, mais surtout des sujets malingres.

Les causes ordinaires des autres cirrhoses (arthritisme, alcoolisme, troubles digestifs) manquent ordinairement.

Anatomie pathologique. — Foie augmenté de volume.

Au microscope, pas de dégénérescences cellulaires (sauf celles que provoque la poussée terminale).

Angiocholite des petites ramifications et rien sur les gros troncs.

Pathogénie. — On ne sait encore s'il s'agit d'une angiocholite, ou d'une lésion d'origine sanguine.

L'infection des voies hépatiques et l'infection par l'artère hépatique ont en effet produit des lésions analogues.

Symptômes. — **Début**. — Il est assez aigu.

Le malade est pris de fièvre et de douleurs hépatiques sourdes; il y a des phénomènes digestifs (diarrhée, vomissements).

Puis apparaît l'ictère.

Etat. — L'*ictère* est constant, foncé. Les téguments sont jaune verdâtre, ainsi que les conjonctives.

L'*urine* abondante et colorée contient des pigments biliaires, pas ou peu d'urobiline.

Les *selles* sont colorées, souvent même bilieuses et diarrhéiques.

Le *foie* est gros, dépasse le rebord des fausses côtes.

La consistance est très dure, le bord libre a conservé sa forme tranchante.

La *rate* est augmentée de volume. Dans beaucoup de cas cette augmentation est énorme ; la rate donne une matité de 15 à 30 centimètres, plus grande que celle du foie. C'est la *forme splénomégalique*.

L'*état général* n'est pas trop mauvais ; l'appétit est conservé, le malade est seulement affaibli.

Le *pouls* n'est pas ralenti, un peu faible.

Le *sang* présente une leucocytose légère, mais nette.

Les *doigts*, dont la dernière phalange est renflée, rappellent ceux de la cyanose.

Marche. — La marche est très caractéristique. Elle se fait *par poussées.*

Au cours d'une poussée, le foie devient plus gros, plus douloureux.

La température monte : le ventre se ballonne ; des vomissements et de la diarrhée apparaissent.

L'ictère augmente d'intensité.

Il se produit quelques hémorragies (épistaxis).

Terminaison. — La terminaison constante est la mort, qui survient au cours d'une poussée évoluant vers l'ictère grave : adynamie, hypothermie, hémorragies, acholie pigmentaire et coma.

Durée. — Assez longue : cinq à six ans ; mais elle peut être écourtée par une poussée d'ictère grave.

Pronostic. — Toujours fatal.

Diagnostic. — La maladie est caractérisée par l'ictère, la splénomégalie et les poussées.

L'*angiocholite suppurée* présente un tableau analogue à celui des poussées de la maladie. Mais il existe des antécédents du côté du tube digestif, et l'évolution est plus rapide.

L'*ictère prolongé*, et surtout les *ictères à rechutes* (maladie de Weill-Mathieu), quand ils s'accompagnent de polycholie présentent le même tableau clinique. Mais le foie reprend son volume primitif, définitivement ou dans l'intervalle des poussées.

Les *autres hépatomégalies* ne s'accompagnent pas d'un ictère aussi persistant que celui de la cirrhose de Hanot.

Traitement. — Il s'est montré inefficace.

Soutenir l'état général.

Pendant les poussées, régime lacté, calomel et antiphlogistiques.

XCIII. — NÉPHRITES AIGUES

Étiologie. — Les néphrites aiguës sont *fréquentes* dans l'enface surtout à cause de la fréquence de la scarlatine.

Les *causes prédisposantes* sont peu connues : l'influence *familiale* est très nette dans certains cas.

Les *causes déterminantes* se résument dans l'intoxication (*vésicatoires*) et surtout dans l'*infection*.

Quelquefois c'est une *infection indéterminée*, et on incrimine alors exclusivement le froid (néphrite *a frigore*).

Ordinairement, c'est une infection classée (variole, pneumonie, mais surtout *diphtérie* et *scarlatine*).

Anatomie pathologique. — Le rein est *augmenté* de volume.

A la coupe, sa surface est de couleur très variable : tantôt rouge, tantôt pâle, tantôt bigarrée.

Au microscope, il existe des *lésions diffuses*, mais prédominant dans le *glomérule* (glomérulo-néphrite).

Pathogénie. — On a trouvé dans le rein des *microbes*.

Mais c'est ordinairement par les *toxines* que les infections agissent : les lésions sont dues à la *nécrose* des éléments actifs et aux *réactions* qu'elle provoque.

C'est ce qui explique la réaction des petites artères et du tissu conjonctif ; quand le but est dépassé, il peut se produire de la sclérose.

Symptômes. — Dans le *cours des maladies* infectieuses, la néphrite est fréquente et passagère.

Les symptômes sont tout à fait frustes et peuvent

se résumer dans l'albuminurie : les urines sont peu abondantes, foncées et albumineuses.

La guérison est la règle.

Pendant la *convalescence* des maladies infectieuses, la persistance ou l'apparition de l'albuminurie a une autre valeur : elle indique une néphrite plus grave.

Début.—Il est brusque et annoncé par l'anasarque et l'élévation passagère de la température.

État. — Les *urines* sont diminuées de volume, foncées, contiennent, à l'examen microscopique, des cylindres hématiques, des cylindres épithéliaux et des hématies.

On y trouve de l'*albumine* entre 2 et 6 grammes par litre. Cette albumine, examinée au réactif de Tanret, est rétractile, contrairement à celle de la période fébrile.

Il existe de l'*anasarque;* dans les cas légers, qui sont ordinaires, il y a seulement un peu d'œdème des malléoles, du scrotum, et de la bouffissure des paupières.

On note rarement des douleurs lombaires, de la céphalée, et une atteinte profonde de l'état général.

Marche. — La marche est en général bénigne et, après quelques jours inquiétants, l'urine redevient claire.

Le seul symptôme persistant est l'albuminurie ; souvent le malade s'anémie un peu.

Après quelques oscillations, l'albumine disparaît en quelques semaines.

Terminaisons. — Nous avons décrit la marche favorable qui est la règle.

Dans quelques cas, la *mort* peut se produire de façons diverses.

Anasarque généralisée. — Membres œdématiés, face bouffie, ascite, hydrothorax avec souffle, hydropéricarde avec affaiblissement des bruits du cœur, enfin œdème du poumon caractérisé par l'anxiété, la cyanose, la diminution du murmure vésiculaire et les râles sous-crépitants.

Urémie cérébrale. — Celle-ci est annoncée par des *prodromes*, qu'on doit rechercher : la céphalée, le myosis, les vomissements et, plus rarement, la diarrhée.

Puis apparaît l'urémie confirmée : l'enfant devient somnolent, et entre dans le *coma*.

Cet état est progressif ou entrecoupé par des *crises éclamptiques*, au cours desquelles la température peut s'élever.

La mort survient avec la respiration de *Cheyne-Stokes*, caractérisée par des périodes de ralentissement et de diminution d'amplitude des mouvements respiratoires.

Néphrite chronique. — Cette terminaison est exceptionnelle : on voit, dans ce cas, le cœur s'hypertrophier, le *bruit de galop* apparaître. L'enfant *pâlit*.

Il est emporté par une poussée aiguë.

Pronostic. — *Au début*, le pronostic est hésitant ; il faut attendre, avant de se prononcer, le retour d'urines claires.

Après quelques jours, le pronostic s'améliore, car l'albuminurie chronique est exceptionnelle.

Somme toute, les néphrites sont moins graves chez l'enfant que chez l'adulte.

Diagnostic. — Il se résume dans la constatation de l'albuminurie.

La *pyurie* est caractérisée par la présence de nombreux globules blancs.

L'*œdème cardiaque du poumon* doit être distingué de l'œdème brightique : les urines sont moins fortement albumineuses, l'œdème atteint rarement la face ; enfin on constate une lésion cardiaque.

L'*éclampsie simple* se reconnaît à l'absence d'œdème et d'albuminurie.

Traitement. — *Prophylactique.* — Régime lacté, pendant la période fébrile des maladies capables de déterminer de la néphrite.

Curatif. — Régime lacté.

En cas d'*urémie* : pratiquer la saignée, la révulsion lombaire.

En cas d'*albuminurie traînante* : alimentation très prudente. — Tannin, perchlorure de fer.

XCIV. — INCONTINENCE NOCTURNE D'URINE

Cette appellation défectueuse pourrait être remplacée par celle de : *miction involontaire nocturne*, attendu que l'excrétion se fait en jet.

Étiologie. — C'est une affection *très fréquente*.

Causes prédisposantes. — Parmi les *antécédents familiaux*, on retrouve souvent la même affection, le *nervosisme*, l'alcoolisme. Elle atteint souvent plusieurs enfants de la même famille.

Parmi les *antécédents personnels*, le rachitisme, mais surtout le nervosisme, quelquefois la dégénérescence.

Les enfants sont quelquefois des adénoïdiens.

Causes déterminantes. — Souvent il n'y en a aucune ; dans d'autres cas, on peut incriminer des *causes d'irritation locale* (phimosis, oxyures), quelquefois la *peur*.

Pathogénie. — On n'admet plus guère ni l'hyperexcitabilité vésicale, ni l'atonie du sphincter.

L'enfant s'endort aussitôt après le dîner et l'excrétion post-digestive s'établit. A un certain moment, sa vessie distendue fait pénétrer l'urine dans l'urètre postérieur. Chez l'adulte et chez l'enfant sain, cette arrivée provoque le réveil et l'envie d'uriner.

Chez l'enfant incontinent, dont le sommeil est profond, elle ne provoque qu'un *rêve de miction* et la miction se produit.

D'après cette théorie (P. Janet, Guinon), on voit l'influence d'une part du sommeil profond, d'autre part de toutes les causes qui amènent des mictions fréquentes : polyurie, mise au lit après le repas, hyperexcitabilité vésicale, réprimandes déterminant des rêves de miction.

Symptômes. — **Début.** — Ou bien la maladie continue l'insouciance de propreté du nouveau-né, ou bien elle apparaît vers 4 ou 5 ans.

Etat. — Le plus souvent la miction se produit une ou deux heures après le début du sommeil et ne se reproduit pas.

D'autres fois, c'est le matin ou plusieurs fois dans le courant de la nuit.

Le sommeil peut être très profond ou agité.

Dans la journée, quelques enfants présentent de l'incontinence à la suite d'une émotion.

La plupart sont pollakiuriques.

L'état général est bon ; mais le système nerveux est toujours touché : ou bien enfants d'esprit débile, ou bien enfants éveillés et nerveux.

Marche. — Le plus souvent l'affection *guérit* spontanément avant l'adolescence.

Les maladies aiguës peuvent hâter cette guérison.

La puberté peut la retarder, chez les filles.

Très rarement l'affection *persiste*.

DIAGNOSTIC. — Il faut distinguer cette incontinence des *incontinences symptomatiques*.

Les *calculs vésicaux* se reconnaissent à la douleur, aux hématuries et à l'exploration, qu'on pratique très souvent chez les incontinents. L'incontinence est diurne et nocturne. C'est une vraie incontinence.

Les *affections médullaires* ne passent pas inaperçues.

L'épilepsie se reconnaît quelquefois difficilement; à l'état de veille, il n'y a pas le moindre trouble. L'épileptique se réveille fatigué ; on peut quelquefois constater des morsures de la langue.

L'atonie du sphincter constitue une forme rare d'incontinence en apparence essentielle elle se reconnaît à l'exploration de l'urètre. Elle peut être primitive ou secondaire à une maladie infectieuse (elle est alors transitoire) ou liée à un hypospadias.

TRAITEMENT. — Très difficile.

Eliminer les incontinences symptomatiques et chercher s'il y a une cause déterminante (phimosis, oxyures).

Soigner l'*état général* (lymphatisme, nervosisme) par des toniques et par l'hydrothérapie.

Rendre le *sommeil léger* : lit dur, café au repas du soir, réveiller l'enfant un peu avant l'heure de sa miction. On peut ainsi lui apprendre à s'éveiller, ce qui est le commencement de la guérison.

Médicaments : strychnine, belladone (à continuer, même après guérison apparente).

Electrisation : avec une sonde à olive métallique (pôle négatif) ; l'autre électrode sur la symphyse.

Électriser 5 minutes, en changeant plusieurs fois le sens du courant.

XCV. — ONANISME

Comme le faisait remarquer Lasègue, il y a plusieurs sortes d'onanismes : celui des sujets de moins de deux ans, qui est inconscient et n'a pas plus de valeur que le fait très fréquent de la succion répétée du pouce; — et d'autre part l'onanisme des sujets de 5 à 15 ans et plus, dont la psychologie est très différente.

En outre, Lasègue réservait le nom *onanisme* à la masturbation *habituelle*.

Étiologie. — Beaucoup plus fréquent chez les *garçons* que chez les filles.

Causes prédisposantes. — Il est habituel que les sujets atteints d'onanisme soient des dégénérés ou des nerveux à un titre quelconque.

Causes occasionnelles. — L'entourage de l'enfant et principalement les pensions.

Causes locales. — Vulvo-vaginite, phimosis avec adhérences et irritation, oxyures vermiculaires.

Symptômes et complications. — Autrefois, on a attribué une importance exagérée à l'onanisme. Cela tient à ce qu'on prenait la cause pour l'effet et qu'on décrivait comme conséquence de l'onanisme toutes les tares de la dégénérescence, y compris l'idiotie et l'épilepsie.

L'onanisme peut cependant déterminer un état de dépression caractérisé par : pâleur, yeux excavés, fatigue au réveil, appétit capricieux, palpitations, et surtout état psychique déprimé.

Diagnostic. — Difficile, car les malades se cachent.

Traitement. — Rechercher et supprimer toute *cause locale*.

Hygiène morale; quelquefois hypnotisme.

Hygiène physique : nourriture sobre, hydrothérapie, fatigue physique.

XCVI. — MÉNINGITES AIGUES

Étiologie. — Les méningites aiguës sont devenues plus *rares*, depuis qu'on en a distrait les formes aiguës de la méningite tuberculeuse et les méningites curables dites *méningisme*.

C'est presque toujours une affection *secondaire*.

Les maladies causales les plus fréquentes sont la *pneumonie* et les suppurations des cavités de la face, particulièrement l'*oto-mastoïdite*.

Primitives, elles sont plus fréquentes dans les *trois premières années*.

Pathogénie. — L'infection se fait par *voie sanguine* (pneumonie avec endocardite le plus souvent), soit par *propagation directe* (mastoïdite).

Anatomie pathologique. — C'est une lepto-méningite (inflammation de la pie-mère).

Les espaces sous-arachnoïdiens sont emplis de pus.

L'écorce cérébrale est injectée, quelquefois ramollie en certains points.

Bactériologie. — Tous les microbes y ont été trouvés :

Pneumocoques (pneumonie, otites).

Streptocoques (otite, pneumonie).

Coli-bacilles (entérites).

Méningocoque intra-cellulaire de Weichselbaum ; c'est un diplocoque ne prenant pas le Gram et qui ressemble au gonocoque.

SYMPTÔMES. — Les symptômes sont très variables.

Début. — Ordinairement très violent, par frisson et céphalalgie intense.

Période d'état. — Caractérisée par l'excitation par le *trépied méningitique*.

La *céphalalgie* est intense, diffuse; la douleur est constante avec des paroxysmes.

Les *vomissements* sont incessants : d'abord alimentaires, puis bilieux.

La *constipation* est constante, mais n'est bien évidente que si la maladie dure quelques jours. Quelquefois elle se traduit par la cessation d'une diarrhée habituelle.

Le ventre est rétracté, *en bateau*.

Les *phénomènes généraux* sont intenses : fièvre élevée, pouls rapide.

L'*excitation* atteint son comble en une journée, les yeux sont brillants ; le délire, la *raideur de la nuque*, des convulsions dans les muscles de la face et des membres montrent l'excitation corticale.

Terminaison. — Survient une *période de dépression*, qui peut être très courte :

L'enfant repose immobile dans le coma.

Les pupilles sont dilatées.

La température s'élève, et le pouls devient lent (fièvre dissociée).

La *mort* survient en 2 ou 3 jours, par asphyxie ou par syncope.

La *guérison* a été mentionnée dans quelques cas ; elle se produit au prix de cicatrices corticales, qui déterminent des troubles intellectuels, des paralysies, etc.

FORMES. — Elles sont très diverses, à cause des facteurs suivants :

Symptômes : forme convulsive, particulière au jeune âge ; forme phrénétique avec délire intense, chez les enfants plus âgés.

Rapidité d'évolution : il existe des cas foudroyants, ou au contraire des cas subaigus, qui peuvent durer 7 ou 8 jours.

Circonstances étiologiques : les méningites éclatant au cours de la pneumonie sont quelquefois latentes, le coma étant le premier symptôme.

Siège. — La forme décrite est celle de la méningite de la convexité. Il existe une forme basilaire (pneumonie, otites), qui se rapproche de la méningite tuberculeuse (troubles des nerfs crâniens).

La méningite cérébro-spinale est caractérisée par l'opisthotonos.

Microbes. — La méningite à pneumocoques est quelquefois latente, subaiguë, basilaire.

D'autres fois, elle est cérébro-spinale et suraiguë.

Diagnostic. — Voir *Méningite tuberculeuse.*

Pronostic. — Presque toujours mortel.

Traitement. — *Glace* sur la tête. Calomel.

Examiner l'oreille et la mastoïde.

XCVII. — MÉNINGITE TUBERCULEUSE

Étiologie. — C'est la *plus fréquente* des maladies cérébrales de l'enfance (30 décès par semaine dans la statistique de Paris).

Elle atteint les enfants de 2 à 8 ans surtout.

Parmi les *antécédents des parents*, on retrouve très souvent l'alcoolisme, la syphilis, les affections du système nerveux. Très souvent *plusieurs enfants* en meurent dans la même famille.

Parmi les *antécédents personnels*, les *tubercu-*

loses locales, et presque toujours la *rougeole* ou la coqueluche.

A l'autopsie, la tuberculose des ganglions médiastinaux est fréquente, ayant passé plus ou moins inaperçue.

Anatomie pathologique. — Dans la forme ordinaire, exsudats tuberculeux siégeant principalement *à la base* dans la vallée sylvienne, et autour du chiasma des nerfs optiques.

En arrachant une branche de la sylvienne et en la faisant flotter dans l'eau, on distingue les granulations disséminées, grosses comme des grains de pavot, de couleur jaunâtre et renfermant le bacille de Koch.

L'écorce sous-jacente est le siège de processus hémorragiques et inflammatoires.

Les *ventricules* sont distendus par de la sérosité plus ou moins claire (hydrocéphalie aiguë des anciens auteurs).

Il existe des formes aiguës plus ou moins diffuses, avec associations microbiennes. Quelquefois au contraire on trouve de gros *tubercules isolés*, principalement dans le lobule paracentral, la couche optique, le cervelet. Ils peuvent être entourés d'une zone de méningite.

Enfin, au cours de la *granulie*, il existe sur le cerveau, comme ailleurs, des tubercules disséminés avec une réaction inflammatoire variable, en général assez légère.

Pathogénie. — La *porte d'entrée* du bacille est des plus variables : ordinairement la méningite est *secondaire*.

Quand elle est *primitive*, on peut incriminer les ganglions médiastinaux, les végétations adénoïdes

(Marfan), car ces organes peuvent laisser passer le bacille sans s'infecter eux-mêmes.

La *voie d'apport* est contestée. Il est certain que la répartition des tubercules est *artérielle;* mais l'infection se fait-elle par les gaînes lymphatiques péri-artérielles, ou par le sang et l'endartère?

Arrivé en ce point, le bacille, détermine des tubercles, qui agissent par ramollissement, par inflammation et peut-être par intoxication.

Symptômes. — La méningite tuberculeuse possède une évolution assez lente pour qu'on puisse la décomposer en périodes assez distinctes.

Prodromes. — Ils sont d'une durée de plusieurs semaines.

L'enfant *maigrit*, perd l'appétit. La nuit il se réveille en sursaut.

Quelquefois il se plaint de *céphalée*, accuse des troubles oculaires (diplopie, etc.), qui sont fugaces.

Période d'excitation. — Elle est caractérisée par l'apparition du trépied méningitique.

La *céphalalgie* est intense, siège dans toute la tête avec un maximum au front. Elle arrache des plaintes à l'enfant.

Les *vomissements* sont d'abord alimentaires, puis bilieux. Ce sont des vomissements cérébraux, c'est-à-dire survenant sans état nauséeux préalable.

La *constipation* est nette, et cède difficilement, même aux purgatifs.

La *fièvre* est variable, ce sont des poussées de température irrégulières, autour de 39°; le pouls est rapide.

Le ventre est un peu ballonné.

L'enfant présente quelquefois du délire, ou plus souvent un état de somnolence.

Cette période dure une semaine environ.

Période basilaire. — Période d'oscillations de Jaccoud.

L'enfant paraît plus calme; en réalité, il est *somnolent*, replié en chien de fusil, tournant le dos à la lumière; cette *photophobie* est caractéristique.

Le calme est interrompu par des *cris hydrencéphaliques*, subits, uniques et semblant déterminés par la peur.

Les yeux sont demi-clos; les pupilles rétrécies et surtout *inégales*. Le *strabisme* est fréquent et varie d'un moment à l'autre.

La nuque est raide et creuse l'oreiller.

En faisant asseoir l'enfant dans son lit on constate que les genoux se fléchissent et ne peuvent être étendus dans cette position (*signe de Kernig*).

Il existe des *tressaillements musculaires* : l'enfant frissonne, grince des dents, mâchonne, effiloche de la laine, etc. Quelquefois un membre se contracture.

Le ventre est creusé en bateau.

La face se couvre alternativement de rougeur et de pâleur (troubles vaso-moteurs).

La température est variable, autour de 38°, 5; mais le pouls se ralentit dans des proportions qui ne concordent pas; il bat 80 à 60 pulsations, ce qui est peu à cet âge (*fièvre dissociée*).

En promenant l'ongle sur les téguments (front, ventre, etc.), on détermine en quelques secondes l'apparition d'une large raie rouge (raie méningitique, qu'on peut rencontrer dans la fièvre typhoïde).

La respiration présente quelques irrégularités. Tous ces symptômes ont le caractère commun d'être inconstants, et variables d'un jour à l'autre sans régularité ni périodicité.

Période des paralysies. — La *température remonte* vers 40°, le pouls devient extrêmement fréquent.

De petites convulsions agitent la face et les membres.

Des paralysies, dont les unes sont passagères (succédant aux convulsions), les autres permanentes, apparaissent dans les mêmes régions. Le *ptosis* est très fréquent.

Les pupilles se dilatent.

Le *coma* se prononce ; la respiration devient irrégulière, quelquefois rythmée suivant un type analogue à celui décrit par Cheyne et Stokes dans l'urémie.

La mort survient par asphyxie avec cyanose.

Durée. — La durée moyenne est de trois semaines, une pour chaque période (un peu moins pour la dernière).

Mais la marche est très irrégulière et on constate parfois de longues *améliorations passagères*, pendant lesquelles persiste seulement quelque symptôme viscéral (irrégularité du pouls).

Terminaisons. — La terminaison ordinaire est la *mort*. Les cas de guérison sont douteux.

Formes. — *Forme cérébro-spinale*, avec épisthotonos, douleurs rachidiennes, signe de Kernig constant.

Méningite du premier âge. — Exceptionnelle avant 2 ans ; la méningite tuberculeuse revêt avant cet âge un tableau spécial :

Début brusque ; ballonnement du ventre avec diarrhée. Convulsions.

Mort en quelques jours.

Pronostic. — Toujours mortel en pratique.

Aussi faut-il savoir la dépister pour éviter des erreurs de pronostic.

DIAGNOSTIC. — Le diagnostic des *cas latents* repose sur l'analyse minutieuse de chacun des symptômes.

Il n'en est guère qui aient plus de valeur que les troubles oculaires et la fièvre dissociée.

Quand on se trouve en présence d'un enfant qui offre le *tableau de la méningite* (céphalée, constipation, vomissements et délire ou somnolence), il faut distinguer soigneusement : la méningite simple, qui tue en quelques jours; la méningite tuberculeuse, qui dure plusieurs semaines; et les fausses méningites (toxi-infectieuses, ou réflexes, hystérie), comprises sous le nom de *méningisme* et qui sont curables.

Il ne faut pas confondre ce syndrome avec :

L'*éclampsie*, caractérisée par des attaques entre lesquelles la santé est relativement conservée ;

L'*urémie*, qui s'accompagne de myosis, d'œdèmes, d'albuminurie.

L'*indigestion*, qui ne présente pas de phénomènes généraux aussi accentués.

Méningisme. — Il peut se rencontrer au cours des *fièvres*, de la *pneumonie*, de l'*helminthiase*, de la *dentition* même par l'intermédiaire de *troubles digestifs*. La constatation des signes de l'une de ces affections, la discordance des symptômes permet le plus souvent d'éliminer les méningites.

Les autres *maladies cérébrales* (tumeurs, encéphalites localisées, hémorragie méningée) peuvent s'accompagner de phénomènes méningitiques et de température même ; mais l'évolution ne laisse pas de place au doute.

La *syphilis cérébrale* est exceptionnelle.

L'*hystérie* est d'autant plus fréquente que l'enfant est plus avancé en âge. L'absence de température, d'amaigrissement, de causes de méningite (otorrhée, pneumonie) sont des signes meilleurs que la recherche des stigmates, qui est ordinairement infructueuse.

Reste à distinguer les deux sortes de méningites :

La *méningite aiguë* ne se rencontre guère que chez le nourrisson, ou à la suite d'une maladie causale. Le début brusque, le délire, les caractères de méningite de la convexité, la marche rapide la font reconnaître.

La *méningite tuberculeuse* est caractérisée par les prodromes, les troubles basilaires principalement des yeux et du pouls, la marche lente.

Deux moyens de diagnostic sont pathognomoniques, mais malheureusement inconstants, ce sont : l'*examen ophtalmoscopique*, qui permet de voir les tubercules de la choroïde, et la *ponction lombaire*, qui permet de constater l'hypertension du liquide céphalo-rachidien et le bacille tuberculeux (exceptionnel).

Traitement. — Il s'est montré inefficace.

Comme la dernière espérance est celle d'une syphilis cérébrale, on a pour principe de purger au *calomel* : en cas de légère amélioration, on essaierait des frictions.

La *ponction lombaire* produit quelquefois des améliorations extraordinaires. Comme elle est presque toujours inoffensive, on peut la tenter.

Elle se pratique en asseyant l'enfant sur le bord du lit et en courbant le tronc en avant pour écarter les apophyses épineuses lombaires. On se sert d'une aiguille longue, assez grosse, qu'on enfonce dans les

3e, 4e ou 5e espaces lombaires sur la ligne médiane, en dirigeant la pointe en haut à 45° et à une profondeur variable (ordinairement un ou deux centimètres).

Le liquide obtenu est limpide ou louche, et toujours en hypertension.

L'amélioration doit être presque immédiate.

XCVIII. – HÉMORRAGIES CÉRÉBRO-MÉNINGÉES

Étiologie. — En mettant à part l'*hémorragie obstétricale*, étudiée au chapitre : *Asphyxie des nouveau-nés*, et les hémorragies purement *traumatiques*, les autres variétés sont rares. On trouve trois types cliniques principaux :

L'*hémorragie de l'athrepsie*, liée à une thrombose des sinus.

Des *hémorragies mécaniques* (quintes de coqueluche, adénopathie trachéo-bronchique, etc.).

Pachyméningite-hémorragique. — C'est une maladie spéciale.

Elle s'observe surtout de 1 à 3 ans.

Les *maladies infectieuses* se retrouvent toujours à l'origine des cas de ce genre.

Anatomie pathologique. — La lésion siège dans la zone de l'artère méningée moyenne.

On trouve en ce point un caillot entouré de fausses membranes, qui traduisent la réaction inflammatoire. Le caillot adhère à la dure-mère et non à l'arachnoïde. C'est donc une hémorragie *sus-arachnoïdienne*.

Dans quelques cas, l'hémorragie diffuse et devient *sous-arachnoïdienne*.

Pathogénie. — Actuellement, délaissant la théorie de Baillarger, qui croyait l'*hémorragie primitive*, on admet la théorie de Cruveilhier, qui considère la pachyméningite comme *primitive* et l'hémorragie comme secondaire à celle-ci.

SYMPTÔMES. — La maladie évolue en deux phases.

Période de pachyméningite. — Cette période est souvent absolument latente, principalement chez les enfants cachectiques.

De la *céphalalgie* intense, des *vomissements*, un état vertigineux marquent cette période.

La *température* monte.

Période d'hémorragie.—Caractérisée par le *coma*.

La face est pâle, les *pupilles contractées*.

Il existe des *phénomènes spasmodiques*, traduisant l'irritation corticale : convulsions et trépidations des membres et de la face, déviation conjuguée de la tête et des yeux, etc.

Durée. — La durée est de cinq à six jours.

TERMINAISONS. — La *mort* dans le coma est la terminaison ordinaire.

Quelquefois il se produit une *guérison* temporaire; mais l'enfant est emporté par une attaque ultérieure.

Enfin, quelques cas se terminent par *hydrocéphalie externe*.

PRONOSTIC. — Est donc excessivement grave.

DIAGNOSTIC. — Le caractère de l'hémorragie méningée est d'évoluer en deux temps, le deuxième étant marqué par des contractures. C'est un diagnostic difficile.

La *méningite aiguë* s'accompagne de délire.

La *méningite tuberculeuse* survient un peu plus tard; l'enfant maigrit, les contractures des membres sont plus fugaces; enfin, il existe des symptômes basilaires, principalement oculaires, exceptionnels dans l'hémorragie méningée.

Les *tumeurs cérébrales* donnent des signes analogues, mais plus limités.

TRAITEMENT. — Traiter les symptômes.

Le traitement chirurgical n'a été tenté que chez l'adulte, chez lequel l'évolution est plus lente.

XCIX. — HÉMIPLÉGIE CÉRÉBRALE INFANTILE, SCLÉROSE CÉRÉBRALE ATROPHIQUE

ÉTIOLOGIE. — L'*âge* le plus fréquent est de un à trois ans.

Comme *causes prédisposantes*, la syphilis des parentsest peu probable, le *nervosisme* des parents est au contraire très fréquent.

La *cause déterminante* ordinaire est une *maladie infectieuse* quelconque; quelquefois, l'affection paraît spontanée.

ANATOMIE PATHOLOGIQUE. — La *topographie* de la lésion est variable : rarement bi-latérale ou disséminée, elle est le plus souvent *partielle* en foyer ou *totale* dans un hémisphère.

A un degré extrême, c'est l'absence de circonvolutions aboutissant à une *porencéphalie fausse*, différant de la vraie en ce que les circonvolutions ne sont pas convergentes vers la perforation ventriculaire.

La *pie-mère* n'est pas adhérente.

Au *microscope*, sclérose diffuse, dilatation des espaces péri-vasculaires.

PATHOGÉNIE. — L'affection n'est pas due à un vice de développement, mais à une lésion ultérieure.

C'est une *sclérose cérébrale primitive*.

Les uns (Strümpell) admettent l'origine cellulaire : c'est une encéphalite.

Les autres (Marie) admettent l'origine artérielle.

Symptômes. — **Début.** — Il est très variable.

Premier cas : au cours de la convalescence d'une fièvre éruptive, apparaissent des *phénomènes méningitiques* et de la température.

Deuxième cas : début par *phénomènes convulsifs* généralisés ou localisés.

État. — C'est la période des *paralysies*.

Elle revêt le type hémiplégique ou monoplégique : paralysie faible et incomplète à la face, très accentuée au *membre supérieur*, plus légère au membre inférieur.

La paralysie est *flasque ;* la contractilité électrique est conservée. Les *réflexes* sont presque normaux.

Les troubles sensitifs sont légers.

Evolution. — La maladie évolue vers des types assez différents :

Forme commune. — Les membres sont peu *atrophiés*.

Les muscles sont *contracturés*, d'où des attitudes spéciales :

Au membre supérieur, paralysie de la supination et de l'extension : en somme, type de flexion de Charcot.

Au membre inférieur : pied en varus équin : type d'extension.

A la face, peu de chose.

En somme la paralysie *prédomine au membre supérieur*.

Les *fonctions intellectuelles* sont peu atteintes.

Forme avec athétose. — Tantôt unilatérale, tantôt bi-latérale. Ici il n'y a *pas d'atrophie*, les réflexes sont normaux, l'intelligence est conservée.

Cette forme est caractérisée par les *mouvements athétosiques* prédominant au membre supérieur et aux extrémités, lents, illogiques.

Quelquefois il y a de l'*hémichorée*.

Forme atrophique. — Elle rappelle la première forme, mais les membres sont atrophiés, non seulement les muscles, mais aussi les *parties osseuses*.

Les *troubles intellectuels* peuvent aller du simple retard d'intelligence jusqu'à l'idiotie.

Complications. — *Encéphalite mortelle*, au début de la maladie (exceptionnelle ; la guérison est la règle).

L'*aphasie* est souvent curable, le malade apprend à parler avec l'autre hémisphère.

Crises épileptiformes ; elles sont inconstantes.

Elles apparaissent ordinairement au bout de quelques années sous l'influence du travail cicatriciel ; la puberté, les maladies fébriles sont des causes déterminantes.

Les convulsions sont précédées d'aura.

Elles peuvent ressembler à l'épilepsie vraie à part le cri, la morsure de la langue et la perte des matières ; le plus souvent, elles rappellent l'épilepsie jacksonienne.

Elles peuvent disparaître et reparaître, causer la mort.

Pronostic. — C'est donc une affection très grave, non par le pronostic immédiat, mais parce que les sujets restent estropiés, malingres.

Diagnostic. — **Début.** — La maladie prête à de nombreuses confusions.

Les *méningites simples* ont presque toujours une cause (otite, mastoïdite).

La *méningite tuberculeuse* est plus tardive, s'accompagne d'amaigrissement, de troubles basilaires.

La *pachyméningite hémorragique* est rare et rapidement mortelle.

Période de paralysies. — La *paralysie spinale* prédomine aux membres inférieurs, prend plutôt le type paraplégique ; les réflexes, la contractilité électrique sont abolis.

L'*hystérie* est rare à cet âge, l'atrophie qu'elle occasionne ne porte pas sur les os. Il n'y a pas d'exagération des réflexes.

La paralysie étant reconnue cérébrale, il reste à en déterminer la cause anatomique :

Les *paralysies cérébrales obstétricales* sont congénitales.

Les *tubercules cérébraux* et les *tumeurs* donnent d'autres symptômes graves.

Les foyers d'*artérite infectieuse* sont plus localisés.

Traitement. — Le traitement est palliatif :

Appareils orthopédiques; toniques.

Proscrire l'électrisation, quand il y contracture.

C. — HYDROCÉPHALIE

Étiologie. — Nous décrirons d'abord l'*hydrocéphalie acquise*.

L'hydrocéphalie se développe dans le *jeune âge*, dans les trois premières années.

Les *causes immédiates* sont inséparables de l'étude anatomo-pathologique; disons qu'on peut les ranger en deux catégories: inflammations et tumeurs.

La cause est des plus variables.

Méningite séreuse des plexus choroïdes, d'origine toxi-infectieuse (principalement hydrocéphalie aiguë).

Thrombose des sinus, thrombose isolée de la veine de Galien.

Tumeurs cérébrales de nature diverse (tubercules, gliomes, sarcomes, etc.), à la condition qu'elles siègent à la base, ou dans la *loge cérébelleuse*.

Elles agissent en comprimant les veines de Galien.

Anatomie pathologique. — L'épanchement siège dans les ventricules (hydrocéphalie interne) et particulièrement les *ventricules latéraux*.

Le *cerveau* est déformé, la substance blanche est étalée, les trous de Monro, l'aqueduc de Sylvius sont dilatés.

La substance grise est dans un état variable ; quand elle est atrophiée, il y a des dégénérescences secondaires.

Le *crâne* est dilaté aussi : les os amincis, écartés par de larges fontanelles ; les os wormiens se développent, principalement au niveau de la suture lambdoïde.

Quand la guérison se produit, l'ossification se complète, les os sont plus épais.

Le *liquide :* quantité 3 à 500 grammes.

Caractères très variables : dans le type non inflammatoire, limpide et non albumineux ; dans le type inflammatoire, louche et albumineux.

Les *trous de Magendie* sont perforés ou ne le sont pas ; dans le premier cas seulement, il y a communication avec les espaces sous arachnoïdiens, ce qui présente de l'importance pour le traitement (ponction lombaire).

Symptômes. — **Début.** — Insidieux. Ce sont rarement les phénomènes nerveux qui attirent l'attention, plus souvent l'augmentation de volume de la tête.

Pendant cette période, il y a quelquefois des symptômes de tumeur cérébrale.

État. — *Augmentation de volume de la tête.* La tête est globuleuse, symétrique le plus souvent. Les cheveux sont rares.

Les fontanelles sont élargies.

La face paraît petite.

Les *yeux* sont abaissés par la voûte orbitaire, la partie supérieure de la sclérotique est apparente, à travers la fente palpébrale.

Le strabisme convergent est fréquent.

La vue est toujours atteinte, diminuée ou abolie.

Une *circulation veineuse* exagérée se voit à la surface du crâne.

Les *symptômes nerveux* sont variables.

Le plus fréquent est une parésie généralisée; la marche est possible, mais tardive.

Quelquefois, il y a des contractures, des convulsions de mauvais pronostic.

La céphalalgie n'est pas constante.

L'*intelligence* varie depuis le développement complet, qui est rare, jusqu'à l'idiotie. En tous cas, les hydrocéphales parlent tard.

Marche. — La marche est progressive. Les enfants meurent en quelques années, soit de convulsions, soit de méningite, soit de complication intercurrente.

Terminaisons. — La *mort* est ordinaire.

On a cité des cas de *guérison* par rupture dans

les fosses nasales, par résorption spontanée (contesté).

Quelquefois l'affection reste *stationnaire*.

FORMES. — **Hydrocéphalie congénitale.** — La syphilis des parents est ordinairement en cause. Souvent d'autres enfants ont été atteints antérieurement de la même maladie. C'est alors une *hydrocéphalie pathologique*.

Dans d'autres cas (*hydrocéphalie tératologique*), il s'agit d'un arrêt de développement.

L'hydrocéphalie peut être légère et augmenter après la naissance.

La marche est variable; les enfants vivent rarement ; quand ils vivent, ils sont souvent idiots.

Hydrocéphalie aiguë. — Elle est due à une méningite ventriculaire, causée par une maladie infectieuse, principalement gastro-intestinale.

Le début est annoncé par des convulsions et de la fièvre. Puis apparaît la tension des fontanelles, l'augmentation de volume de la tête, la circulation veineuse supplémentaire.

La mort est fréquente, au milieu des phénomènes aigus, dans les convulsions ou dans le coma.

Le passage à l'état chronique peut se produire.

Hydrocéphalie externe. — Elle est beaucoup plus rare, elle siège dans la cavité arachnoïdienne.

Elle se présente sous forme de foyer limité, résultant de la pachyméningite hémorragique.

Les symptômes sont ceux de cette affection au début; puis survient une période d'hydrocéphalie.

PRONOSTIC. — Variable d'un cas à l'autre.

DIAGNOSTIC. — L'*hydrocéphalie aiguë* est d'un diagnostic presque impossible (encéphalite, méningite, méningite tuberculeuse, hémorragie méningée).

L'hydrocéphalie chronique est facile à reconnaître.

Le *rachitisme* donne une tête carrée, non augmentée de volume à la mensuration ; il n'y a pas de troubles oculaires et il y a un souffle systolique à l'auscultation de la fontanelle (signe infidèle).

Traitement. — Essayer le traitement antisyphilitique dans les hydrocéphalies suspectes.

L'intervention chirurgicale (ponction cérébrale, ponction lombaire, trépanation) a donné quelques résultats.

La ponction lombaire peut toujours être tentée.

CI. — IDIOTIE

L'idiotie est l'arrêt de développement de l'esprit.

Étiologie. — L'idiotie résulte d'une *disposition héréditaire*. Dans la famille de l'idiot, on retrouve : chez les ascendants, l'idiotie; chez les parents, l'*alcoolisme*, dans la moitié des cas, et en tous cas les maladies du système nerveux.

Les causes agissant pendant la gestation, l'accouchement ou l'enfance sont plus douteuses et correspondent le plus souvent à des lésions.

Les idiots sont du *sexe masculin* dans la proportion de 2/3.

Symptômes. — **Début.** — Il est insidieux; l'enfant marche mal, est inattentif, parle tard ou ne peut apprendre à parler.

Etat. — L'idiotie présente tous les degrés, depuis le plus complet gâtisme jusqu'à un degré d'intellectualité, nommé l'*imbécillité*, dont le degré supérieur touche à l'état normal.

On peut ranger les *sentiments* qui animent les idiots dans l'ordre suivant, qui indique la progression vers l'état normal :

L'absence complète de besoins, la traduction de la faim et de la soif par des grognements, la gloutonnerie, la crainte, l'attachement aux objets et aux personnes, la vanité, la parole, la lecture, le chant.

On voit que les idiots sont susceptibles d'une certaine éducation.

La volonté, les sentiments génitaux, l'imagination sont nuls ou pervertis.

Outre cet état psychique, l'idiotie est caractérisée par des *signes somatiques*, qui sont ceux de la *dégénérescence :*

Petite taille,

Anomalies du crâne, surtout microcéphalie,

Asymétrie de la face,

Prognathisme, dents mal plantées,

Oreilles anomales, surtout écartées, mal ourlées,

Langue grosse,

Système génital peu développé.

Marche. — Les idiots dépassent rarement trente ans.

Quand ils sont très débiles, ils meurent d'une infection intercurrente.

D'autres fois, dans une cachexie spéciale.

Enfin l'épilepsie avec état de mal peut déterminer la mort.

Formes. — **Idiotie myxœdémateuse**. — L'idiot myxœdémateux est trapu, glabre, calvitie partielle, nez épaté, pseudo-lipomes sus-claviculaires, infiltration des paupières, température basse, mouvements lents, voix rauque.

Caractère doux, quelque mémoire.

Crétin. — Le crétin n'en diffère que par l'endémicité et par le goître, d'ailleurs ce caractère est inconstant.

Idiotie par lésions acquises. — L'idiot peut avoir une figure agréable et des sentiments développés.

Traitement. — La plupart des idiots sont *éducables*. On peut les rendre moins insupportables et plus heureux par une éducation patiente.

CII. — HYSTÉRIE

Etiologie. — L'hystérie existe dans l'enfance dès l'*âge* le plus tendre ; pratiquement, on peut la rencontrer dès cinq ans ; elle devient plus fréquente à 7 ans.

Le *sexe* a moins d'importance que chez l'adulte ; néanmoins les filles sont plus souvent atteintes.

Les *causes prédisposantes* se résument presque dans l'*hérédité* directe ou arthritique ; cependant, l'*éducation* présente aussi une grande importance.

On a noté des *causes déterminantes* : l'infection, les intoxications, le traumatisme, les helminthes. L'expérience sexuelle précoce, qui a été incriminée (Freud), est loin d'être constante.

Les *causes immédiates* des manifestations hystériques sont des plus variées : notons comme les plus fréquentes : le spectacle d'autres hystériques (contagion), et en général de toutes les affections morbides, principalement douloureuses.

Pathogénie. — Comme chez l'adulte, on explique les accidents hystériques par l'*idée fixe*. La production de celle-ci est expliquée chez l'hystérique par la *suggestibilité* que prépare le terrain ; sa conséquence est le *rétrécissement du champ de la conscience* (d'où les anesthésies, etc.)

Existe-t-il des hystéries transitoires, des *états hystériformes*, déterminés, par exemple, par l'intoxication et disparaissant entièrement avec elle ? La question n'est pas résolue.

Symptômes. — Il faut distinguer dans l'hystérie trois ordres de symptômes :

État mental (stigmates psychiques). — Il est surtout caractérisé par l'instabilité entre la gaieté et la tristesse, le besoin d'être remarqué, et de tromper, la colère.

Stigmates physiques. — *Ils manquent très souvent* chez l'enfant.

Les anesthésies cornéenne, pharyngienne, cutanée, l'hyperesthésie localisée (clou hystérique) peuvent se rencontrer. Le rétrécissement du champ visuel passe inaperçu le plus souvent.

Accidents hystériques. — Ils sont des plus divers : les terreurs nocturnes sont décrites à part.

Les *attaques convulsives* revêtent le caractère de la petite attaque, c'est la phase des attitudes passionnelles, qui manque le plus souvent.

Des *pseudo-méningites* ont causé de fréquentes erreurs de diagnostic.

Les *paralysies* avec ou sans contracture revêtent principalement deux formes : la *coxalgie*, et l'*astasie-abasie* caractérisée par l'impossibilité d'exécuter un acte coordonné des jambes (ordinairement la marche) la force musculaire et les autres actes étant conservés.

Les *mouvements choréiques*, la *toux*, le *bégaiement* sont fréquents.

Il est important de noter que l'hystérie infantile est souvent *mono-symptomatique*.

Diagnostic. — Le diagnostic réside dans l'analyse minutieuse de chaque cas, avec constatation de : 1° l'*absence de trouble organique ;* 2° l'*influence d'une idée fixe*.

Les stigmates ne sont d'aucune utilité.

Traitement. — *a) De l'état nerveux.* — Le meilleur est la bonne éducation et la stimulation de l'état général (toniques, hydrothérapie).

b) Des accidents. — La cessation de l'idée fixe, ou à défaut la substitution d'une autre, par suggestion, à l'état de veille ou par hypnotisme.

CIII – TERREURS NOCTURNES

Étiologie. — Il s'agit, dans ces cas, d'*enfants nerveux*.

Mais pour que l'hystérie détermine les terreurs nocturnes, il faut un ensemble étiologique particulier.

La suggestion se manifeste à la suite de *contes effrayants*.

Les *troubles gastro-intestinaux* existent presque toujours : dyspepsie, alcoolisme léger, vers intestinaux.

Quelquefois ce sont des *excitations cutanées* (gale), des *intoxications* (belladone, quinine).

Symptômes. — Ils éclatent une ou deux heures après que l'enfant a été mis au lit :

Brusquement l'enfant s'éveille, appelle sa mère, en poussant des cris de terreur.

La figure exprime l'effroi ; il se dit attaqué par un *animal effrayant* et se jette dans les bras des personnes présentes sans les reconnaître.

La fin de l'accès est souvent marquée par l'excrétion d'urines claires et abondantes.

Au bout de quelques minutes ou une demi-heure, l'enfant se rendort et ne conserve plus le souvenir de l'attaque.

Marche. — L'attaque se reproduit rarement

dans la même nuit ; mais elle est rarement isolée.

Diagnostic. — Le *délire épileptique* est aussi nocturne et effrayant. Mais il ne s'agit pas seulement d'une hallucination visuelle, mais d'un délire. L'émission d'urines *pendant* la crise appartient à l'épilepsie. Enfin le réveil s'accompagne d'une fatigue spéciale.

Traitement. — Traiter la *cause* (dyspepsie). — *Calmants* (bromure, belladone).

Faire comprendre à l'enfant qu'il n'est pas seul (laisser une porte entr'ouverte, musique dans une pièce voisine).

CIV. — ÉPILEPSIE

L'épilepsie est moins une maladie de l'enfance qu'une maladie débutant pendant l'enfance. C'est ce début qui est intéressant.

Etiologie. — L'*hérédité* prime toute autre cause : c'est souvent l'hérédité directe, qui saute quelquefois une génération ; d'autrefois, l'hérédité neuro-arthritique.

L'*alcoolisme* des parents possède une grande influence.

Enfin, parmi les *antécédents personnels*, on retrouve souvent les maladies infectieuses.

Anatomie pathologique. — En prenant soin d'éliminer les cas d'*épilepsie symptomatique* due à des scléroses cérébrales post-infectieuses, à la syphilis, à des tumeurs, il reste pour l'*épilepsie vraie* très peu de lésions.

On a trouvé une sclérose névroglique des zones psycho-motrices (Chaslin). Cette lésion est inconstante.

Symptômes. — Comme l'hystérie, l'épilepsie se traduit par des stigmates, l'état mental, et des accidents.

Stigmates. — Ce sont ceux de la dégénérescence (voir *idiotie*).

Etat mental. — Il est caractérisé par la lenteur des conceptions, la paresse et l'*impulsivité* (colère).

Les stigmates corporels et mentaux peuvent faire défaut.

Accidents épileptiques. — Ils ont quelquefois des *causes déterminantes* qui en marquent le début : la peur, un traumatisme.

L'épilepsie *débute* rarement par la grande attaque.

Les enfants étaient sujets à des troubles divers :

Terreurs nocturnes.

Vertiges et absences, se traduisant par des maladresses subites, un air hébêté.

Incontinence nocturne d'urine, suivie ou non d'une grande fatigue au moment du réveil.

Petites attaques convulsives localisées.

Enfin, après l'un quelconque des accidents précédents, attaque d'épilepsie procursive, pendant laquelle l'enfant, marchant droit devant lui, conserve seulement l'instinct de la direction et de la marche.

L'*épilepsie confirmée* survient ordinairement vers l'âge de la *puberté*. Elle se manifeste par des grandes crises convulsives avec l'aura, le cri initial et les phases tonique, clonique et comateuse.

Diagnostic. — Dans les formes larvées et le petit mal, le diagnostic peut présenter de grandes difficultés.

Les grands caractères sont les phénomènes nocturnes, les ascendants névropathes, et l'influence du bromure.

Dans le cas d'épilepsie convulsive, il faut distinguer : l'*épilepsie vraie*, remarquable par l'absence de causes.

L'*épilepsie symptomatique* d'une lésion (sclérose cérébrale), qui se reconnaît aux symptômes concomitants (paralysie, hémichorée, etc.), au caractère incomplet de l'attaque (pas de cri initial, tendance au type jacksonien, etc.).

L'*épilepsie réflexe*, liée aux vers intestinaux, principalement aux tænias.

L'*épilepsie jacksonienne*, symptomatique d'une lésion corticale localisée, est localisée au début ; la perte de connaissance est incomplète ou tardive.

Traitement. — Toniques et bromure, comme chez l'adulte.

CV. — ÉCLAMPSIE. — CONVULSIONS.

L'éclampsie infantile n'est pas une maladie, mais un *symptôme*, qui peut se développer dans des états très divers, quand le terrain est préparé.

Nous éliminerons les convulsions symptomatiques des tumeurs cérébrales, de l'urémie, des méningites, de l'épilepsie et de l'hystérie.

Étiologie. — L'*âge* des enfants qui présentent des convulsions varie entre un et trois ans ; elles sont exceptionnelles après cet âge.

Même soumis à l'influence des causes que nous allons énumerer, tout enfant n'est pas capable de faire de l'éclampsie. Il faut un *terrain spécial* ; on note souvent chez les parents le nervosisme, quelquefois même les convulsions de l'enfance. Plusieurs frères et sœurs sont souvent atteints successivement.

Causes prédisposantes. — Ce sont toutes les causes de débilitation, particulièrement les maladies chroniques.

La syphilis héréditaire, les entérites chroniques se rencontrent fréquemment.

Le *rachitisme* est presque constant chez les enfants qui présentent des convulsions. On admet qu'il agit non pas tant par les déformations qu'il cause, que par la dyspepsie avec auto-intoxication qui l'accompagne. Cependant le craniotabes a une influence très directe.

Causes déterminantes. — Elles sont des plus variables.

Causes venant de la nourrice. — Règles, alcoolisme, caféisme. Ces influences sont souvent exagérées.

Dentition. — Chez les enfants bien portants, la dentition ne peut déterminer de convulsions. Le fait ne se produit que s'il y a gastro-entérite concomitante. Néanmoins, même dans ce dernier cas, la scarification de la gencive fait cesser l'éclampsie. Ne pas se reposer sur cette cause trompeuse.

Excitations périphériques. — Epingles fichées dans le maillot, poux, corps étrangers du conduit auditif, etc.

Mais ce sont surtout les *excitations digestives* qui sont en cause : les gastro-entérites, les vers intestinaux.

Enfin l'*invasion des maladies fébriles* est souvent annoncée par des convulsions. Celles-ci sont le *frisson* de l'enfant. La pneumonie, la rougeole, le paludisme sont très particulièrement favorables à la production de l'éclampsie; la scarlatine, la variole, l'érysipèle, la paralysie infantile à un degré moindre.

PATHOGÉNIE. — Etant donné que les convulsions sont spéciales à l'enfance à de rares exceptions près, il faut en chercher la cause dans un *état d'irritabilité* spécial à cet âge; on comprend que le nervosisme y prédispose.

Cet état est décelé par des causes diverses qu'on peut ranger en deux groupes :

L'*action réflexe*,

L'*intoxication*.

Pour chaque facteur étiologique, il est très difficile de faire la part de chacun de ces groupes : par exemple pour les vers intestinaux, qui peuvent agir soit par excitation, soit par auto-intoxication.

SYMPTÔMES. — On a noté des *prodromes*, qui sont en réalité des symptômes de la maladie causale.

Néanmoins un état d'irritabilité spécial doit faire craindre la production d'attaques d'éclampsie (cris, pouls rapide).

Début. — Il est très brusque; il est indiqué par les convulsions des yeux et la pâleur de la face.

Quelquefois, il y a un cri, et un état de contraction tonique, comme dans l'épilepsie. Ordinairement le tonisme alterne avec le clonisme.

Attaque. — Les *yeux* se portent en haut, cachés par la paupière supérieure, et ne laissant voir que la sclérotique. Il peut se produire d'autres mouvements.

La *face* est agitée, grimaçante; souvent les commissures attirées en haut déterminent un rire sardonique.

La *mâchoire inférieure* est serrée par le trismus, agitée d'un grincement, ou alternativement ouverte et fermée, d'où possibilité de morsure de la langue.

Le *cou* est rejeté en arrière.

Les *membres supérieurs* sont agités de tous les mouvements possibles, principalement flexion des doigts.

Les *membres inférieurs* sont convulsés à un moindre degré, et seulement dans les cas graves.

Il y a *émission* d'urine et de matières fécales.

La *respiration* est presque suspendue, saccadée et produit à travers les lèvres une sorte de gloussement.

Le facies est pâle et cyanosé; le pouls rapide.

La *température* s'élève.

Marche de l'attaque. — L'attaque dure un temps variable de quelques secondes à une heure.

La fin de l'accès est brusque ou lente.

Quand celui-ci est passé, l'enfant repose avec calme, sans conserver la moindre contracture.

Les accès peuvent se répéter; il peut se produire un *état de mal*, avec cyanose, coma et hyperthermie, dans l'intervalle des attaques.

Terminaisons. — La terminaison ordinaire est la *guérison*.

Néanmoins la mort est possible par des mécanismes divers.

Asphyxie brusque au cours de l'attaque (voir *Spasme glottique*).

Asphyxie lente après celle-ci.

État de mal.

Convulsions partielles. — La forme décrite est une forme grave. Ce qu'on rencontre le plus souvent ce sont des convulsions partielles, limitées aux *yeux*, à la *face*, aux *mains*.

L'une d'elles, très grave, constitue le *spasme de la glotte*.

Pronostic. — Le pronostic se tire de l'*affection causale*, de la généralisation, de la durée et de la répétition des attaques.

Diagnostic. — Le diagnostic des convulsions s'appuie sur le jeune âge, la constatation de mouvements et la *perte de connaissance*.

Un enfant atteint de convulsions ne crie pas.

Il faut éliminer les *convulsions organiques* ou *épileptiques*.

Les *convulsions organiques* (scléroses cérébrales, tumeurs) se reconnaissent à des phénomènes paralytiques dans l'intervalle des accès.

La *méningite* s'accompagne d'hyperthermie et de convulsions sub-intrantes.

L'*épilepsie* débute plus tard ; les deux phases tonique et clonique sont plus nettes.

Enfin il faut poser le *diagnostic causal* par l'examen complet de l'enfant.

Traitement. — **Pendant l'attaque.**

Coucher l'enfant, en le débarrassant de tout vêtement.

Aspersions d'eau froide.

Si les convulsions ne cessent pas : *bains tièdes* prolongés, inhalations de chloroforme, compression des carotides.

Après l'attaque :

Indications causales. — États gastriques : vomitifs, purgatifs. — Pneumonie : quelquefois saignée.

Antispasmodiques. — Chloral (5 à 20 centigrammes), bromure de potassium, musc.

CVI. — TÉTANIE

C'est une affection convulsive, qui se distingue complètement de l'éclampsie par l'absence de convulsions cloniques et par la conservation de la conscience.

Étiologie. — C'est une maladie plus fréquente chez l'adulte; mais elle présente dans l'enfance des périodes d'apparition qui en font une maladie spéciale à ces âges : il s'agit ou bien de *nourrissons*, ou bien de *jeunes enfants*.

Causes prédisposantes. — L'hérédité directe ou indirecte est fréquente. La plupart des enfants atteints de tétanie sont nerveux (convulsions) ou rachitiques, mais non toujours.

Causes déterminantes. — La tétanie n'est jamais primitive. Dans son étiologie, deux facteurs priment tous les autres et sont constants :

Les *troubles gastro-intestinaux* aigus ou chroniques.

Le *froid*; la tétanie est plus fréquente par les temps froids.

La *contagion* est très nette dans certains cas; on doit en distinguer la contagion psychique des enfants plus âgés, et qui donne une fausse tétanie.

Pathogénie. — Aussi obscure que celle de l'éclampsie.

On a fait des hypothèses analogues. L'*influence réflexe* d'origine intestinale, et *l'auto-intoxication* digestive se partagent les cas, et se combinent quelquefois.

Il y a évidemment une part de *prédisposition* individuelle, nécessaire à l'éclosion des accidents.

Symptômes. — **Début.** — Il est brusque; les prodromes sont dus à la maladie causale.

État. — La maladie est caractérisée par la contracture des extrémités.

A la *main*, toujours atteinte, les doigts sont allongés et fléchis sur le métacarpe, le pouce est replié dans la paume. La main est en pronation.

Le coude et l'épaule sont libres.

Au *pied*, les orteils sont fléchis, le tendon d'Achille tendu, mettant le tarse en extension sur la jambe. Le genou et la hanche gardent la liberté des mouvements.

Les muscles atteints sont durs, hyperexcitables par l'électricité et *douloureux*.

La contracture se montre par *accès*, qui durent de quelques minutes à plusieurs heures.

Dans l'intervalle des périodes de contracture, il y a un état de contracture latente, qui est mise en jeu par certaines manœuvres: au membre supérieur, en pressant la gouttière bicipitale interne (*signe de Trousseau*); à la face, en percutant l'angle externe des paupières (*signe de Weiss*) ou la commissure labiale (*signe Chvostek*).

Symptômes surajoutés. — Ils sont inconstants et dus à la maladie causale: température, troubles vaso-moteurs, œdèmes, albuminurie, paralysies.

Marche. — La durée totale peut être de quelques jours ou de plusieurs mois.

Les récidives sont possibles.

Formes anormales. — **Formes localisées.** — Elles sont localisées aux muscles de la racine des membres, de la nuque, du tronc, de la langue, des mâchoires.

Forme généralisée. — Avec opistothonos.

Forme avec convulsions. — Pour Escherich, la

tétanie latente est constante au cours de l'éclampsie.

Diagnostic. — Les *convulsions* s'accompagnent de perte de connaissance, les contractions toniques durent beaucoup moins longtemps.

Les affections de l'écorce cérébrale, et particulièrement les *hémorragies méningées*, s'accompagnent de symptômes cérébraux, de coma.

L'*hystérie*, chez les grands enfants, peut, par la contagion nerveuse, s'accompagner de fausse tétanie, dont la nature véritable est difficile à distinguer; l'absence de troubles intestinaux, les effets de la suggestion caractérisent ces faits.

Traitement. — Rechercher et traiter la *cause* (troubles gastro-intestinaux).

Antispasmodiques (bromure, chloral, etc.).

CVII. — MALADIE DE FRIEDREICH

Etiologie. — C'est une maladie *familiale*, qui atteint non pas de père en fils, mais plusieurs frères et sœurs.

On ne sait rien d'autre sur son étiologie, à part les *antécédents nerveux*, l'alcoolisme relevés dans la famille.

La maladie débute *avant 14 ans.*

Anatomie pathologique. — Extérieurement, moëlle atrophiée; le maximum des lésions siège dans la région lombaire.

Les *cordons nerveux* atteints sont les mêmes que dans le tabès : cordons de Goll et de Burdach; il y a en plus sclérose du *faisceau cérébelleux.*

La substance grise présente des atrophies diffuses principalement de la colonne de Clarke.

Les *racines* sont moins atteintes que dans le tabès.

PATHOGÉNIE. — Très obscure. Arrêt de développement, pour les uns; sclérose systématique, pour d'autres; sclérose d'origine artérielle, pour les autres.

SYMPTÔMES. — **Début.** — Par les membres inférieurs, dans lesquels apparaissent des *troubles de la marche*, d'abord légers.

C'est une maladresse et une hésitation analogues à celle du tabes, et qui se manifestent dans la marche et aux commandements.

État. — *Troubles de la marche*. — Incoordination motrice modérée. En même temps, titubation cérébelleuse, c'est-à-dire oscillations analogues à celles d'un homme ivre.

Ataxie statique prononcée; l'immobilité d'un membre tenu en l'air est impossible.

Réflexes abolis.

Nystagmus latéral; il faut le rechercher pendant les mouvements, car il est fruste et tardif. Pas d'autres troubles oculaires fonctionnels, ni réflexes.

Parole scandée, comme dans la sclérose en plaques.

Pied bot spécial; c'est un pied creux équin, avec hyperextension du gros orteil.

Scoliose dorsale à concavité droite.

Marche. — Les malades deviennent des impotents en quelques années.

L'ataxie envahit tardivement les membres supérieurs, où elle se manifeste par la main planante, par la maladresse.

Terminaison. — La terminaison ordinaire est la *mort*, qui survient par complications infectieuses.

DIAGNOSTIC. — Le diagnostic est facile.

Le *tabès* ne débute pas à cet âge ; il s'accompagne de troubles sensitifs intenses; l'ataxie est plus nette; il n'y a pas de troubles cérébelleux.

La *sclérose en plaques* présente de l'exagération des réflexes, un tremblement beaucoup plus accentué, pas de déformation des pieds, ni de scoliose.

L'*hérédo-ataxie cérébelleuse* de Marie débute plus tard; les réflexes subsistent souvent; il n'y a pas de pied bot ; les troubles oculaires, autres que le nystagmus, sont fréquents.

Traitement. — Traiter les symptômes.

CVIII. — MALADIE DE LITTLE TABES SPASMODIQUE

C'est une maladie *congénitale*, caractérisée par un *état spasmodique* prédominant aux membres inférieurs et susceptible d'*amélioration*.

Etiologie. — Dans les 9/10 des cas, il y a une *origine obstétricale. Naissance avant terme*, état asphyxique au moment de la naissance.

L'hérédité nerveuse, l'alcoolisme, la syphilis des parents ont été mentionnés, mais ne sont pas constants.

Anatomie pathologique. — *Lésions médullaires:* atteinte du faisceau pyramidal (peut manquer).

Lésions cérébrales : sclérose, hémorragies méningées de la zone psychomotrice (peut manquer).

En somme, on ne connaît pas de lésion caractéristique.

Pathogénie. — Elle est donc très obscure.

Les uns admettent l'*agénésie du faisceau pyra-*

midal chez des enfants nés avant terme (Van Gehuchten, Brissaud).

D'autres admettent l'*hémorragie méningée obstétricale*, cérébrale ou médullaire.

D'autres en font un simple *syndrome*.

SYMPTÔMES. — **Début.** — La maladie est caractérisée par le début congénital ; mais souvent on ne s'aperçoit encore de rien d'anormal au moment de la naissance.

Etat. — On a distingué deux formes, qui n'appartiennent peut-être pas à la même entité morbide.

Forme simple. — Le caractère principal est la *rigidité* des membres inférieurs. Au début, avant que l'enfant marche, elle se manifeste par la tendance au rapprochement des deux genoux, à la demi-flexion des deux cuisses sur le bassin.

La *marche* est tardive, vers 5 ou 6 ans. Elle est assez spéciale : elle se fait en glissant alternativement les deux pieds, et ce mouvement, à cause de l'attitude précédente, qui persiste, n'est permis que grâce à un rejettement du tronc en arrière à chaque pas.

Les genoux sont serrés l'un contre l'autre, et l'un d'eux se met devant, ce qui permet un chevauchement.

Les *membres supérieurs* ne sont pas atteints, ou présentent une raideur très modérée.

Les *réflexes tendineux* sont exagérés.

A part ces symptômes, rien d'autre, ni dans l'état général, ni du côté du système nerveux : peu d'atrophie ; contractilité volontaire, contractilité électrique conservées ; sphincters intacts, pas de troubles de la sensibilité. Etat intellectuel tout à fait normal.

Forme grave. — Caractérisée par l'*étendue* de la rigidité et par des *symptômes surajoutés*.

Membres supérieurs atteints, rigides, demi-fléchis en adduction et collés au corps ; préhension difficile. Aussi les mouvements sont-ils maladroits.

Le *tronc* est raide, de même le cou.

La *face* est figée dans des attitudes variables ; tantôt immobilité des traits sans expression, tantôt contracture des mâchoires gênant la mastication, tantôt bouche béante et traits étonnés.

Le *pharynx* peut être intéressé et la déglutition ne pouvoir se faire que grâce à des périodes de repos faisant cesser la contracture, qui reprend à une nouvelle tentative.

La *voix* présente le bégaiement explosif.

Les *facultés intellectulles* sont en retard et leur absence peut même aller jusqu'à l'idiotie.

Marche. — Une des caractéristiques de l'affection, c'est sa tendance à la *régression*.

A part les cas où l'intensité extrême de l'état spasmodique compromet la nutrition, l'état général reste bon, le malade apprend peu à peu à marcher, et sa rigidité s'améliore.

La durée est indéfinie.

Terminaisons. — Les enfants peuvent mourir d'inanition ou être emportés par une complication infectieuse intercurrente ; ou bien ils restent simplement des infirmes.

Pronostic. — Le pronostic se tire de deux facteurs : l'*étendue* de la maladie et son *degré de curabilité*, ce dernier ne pouvant être établi que par une longue observation. La terminaison est toujours incertaine.

Diagnostic. — Le diagnostic est en général facile à cause du caractère congénital et régressif de la maladie.

Le *mal de Pott* avec paraplégie se distingue par la gibbosité, les abcès par congestion, les douleurs, le début tardif.

La *sclérose en plaques* présente la démarche cérébello-spasmodique, le tremblement et le nystagmus.

Dans la *maladie de Thomsen*, la rigidité n'existe pas au repos, les muscles sont hypertrophiés. La maladie est familiale.

Le *tabès spasmodique familial*, confondu d'abord avec la maladie de Little, débute vers 10 ou 15 ans; l'évolution est progressive et non régressive.

Les *diplégies cérébrales* consécutives à des encéphalites débutent après la naissance, s'accompagnant de crises épileptiformes. Les troubles intellectuels y sont plus fréquents. Les symptômes prédominent aux membres supérieurs (mais non toujours).

Traitement. — Il faut essayer d'empêcher les déviations osseuses irrémédiables par des ténotomies, ou plutôt par des appareils orthopédiques combinés à des ténotomies.

CIX. — ATROPHIES MUSCULAIRES MYOPATHIQUES MYOPATHIES FAMILIALES

Etiologie. — Ce sont des maladies héréditaires ou plutôt *familiales*, c'est-à-dire atteignant plusieurs frères et sœurs.

Elles débutent au *même âge*, pour les membres d'une même famille.

Anatomie pathologique. — Pas de lésions médullaires primitives.

Symptômes. — Il y a beaucoup de caractères communs entre les différents types.

Le *début* est insidieux.

Les *groupes musculaires* atteints restent isolés.

Les *réflexes sont conservés*, la réaction motrice étant naturellement d'une intensité proportionnelle à l'état musculaire ; mais il n'y a pas abolition d'emblée.

Il n'y a *pas de tremblements fibrillaires* dans les muscles atteints, ni de réaction de dégénérescence.

Type juvénile d'Erb. — L'atrophie se montre entre dix et vingt ans.

La maladie débute par les muscles du groupe d'Erb : brachial antérieur, biceps, long supinateur, grand pectoral (excepté la portion claviculaire), deltoïde.

L'épaule est alors décharnée.

Ultérieurement l'atrophie peut atteindre les muscles larges du dos (jamais la face).

Type Landouzy-Déjerine. — L'atrophie se montre dans la deuxième enfance.

Elle débute par la face : l'atrophie de l'orbiculaire des lèvres donne à la face un air hébété, et produit l'éversion des lèvres. L'atteinte de l'orbiculaire des paupières empêche le rire et la fermeture complète des paupières.

Ultérieurement, l'atrophie atteint la racine du membre supérieur, et exceptionnellement la racine du membre inférieur.

Type pseudo-hypertrophique de Duchenne. — Débute en général avant 10 ans. Chez les filles, l'affection est plus rare et présente un début plus tardif.

Au point de vue anatomo-pathologique les muscles,

qui sont augmentés de volume, présentent une diminution du diamètre des fibres, et une hyperplasie du tissu conjonctif et adipeux.

Le *début* se manifeste par une fatigue insolite, chez un enfant qui marchait déjà.

Période d'hypertrophie. — En quelques années, vers l'âge de six ans, l'aspect est caractéristique.

Les mollets, les fesses sont énormes; quand l'enfant est debout, ces déformations s'accusent par une lordose lombaire réductible et due à la faiblesse des extenseurs. Il se produit un equin-varus bi-latéral.

L'hypertrophie peut atteindre les temporaux, les muscles de l'épaule.

Période d'atrophie. — Vers l'âge de douze ans, survient l'atrophie qui envahit les muscles primitivement atteints d'hypertrophie, et quelques autres d'emblée (grand pectoral).

L'enfant est confiné au lit et est emporté par une *bronchopneumonie* vers 15 ans.

CX. — ATROPHIES MUSCULAIRES MYÉLOPATHIQUES

Étiologie. — Ce sont aussi des maladies *familiales*.

Anatomie pathologique. — Ici il y a des altérations médullaires manifestes portant principalement sur les cornes antérieures.

Type Werning Hoffmann. — Cette maladie atteint des enfants de dix mois.

Elle débute par la *racine des membres*, d'abord l'inférieur, puis le supérieur.

Enfin le tronc et les muscles respiratoires sont atteints.

La mort survient, en quelques mois ou quelques

années, par bronchopneumonie, par asphyxie ou avec des phénomènes bulbaires.

Type Charcot-Marie. — La maladie débute vers l'âge de quatre ans et elle est constituée en quelques années.

L'atrophie commence par les péroniers, s'étend aux muscles du mollet et à la masse inférieure de la cuisse, constituant l'atrophie en jarretière.

Cette atrophie détermine une marche particulière, le *steppage* ; chaque projection en avant du pied n'est obtenue qu'au prix d'une flexion de la cuisse sur le bassin.

Les réflexes suivent la marche de l'atrophie.

Il existe quelques tremblements fibrillaires.

Des *troubles vaso-moteurs* se montrent dans les parties atteintes par l'atrophie, ils consistent en marbrures et en abaissement de la température.

Ultérieurement l'atrophie atteint les mains et les avant-bras; mais la racine des membres est respectée.

Il peut exister des troubles sensitifs.

Une fois constituée, l'atrophie reste stationnaire et la survie serait indéfinie, si le confinement au lit n'entraînait des désordres pulmonaires.

Type Déjerine-Sottas. — Exceptionnel. Caractérisé par des phénomènes analogues et, en outre, par de l'incoordination motrice et par une cyphose. C'est une névrite.

CXI. — CHORÉE DE SYDENHAM

Étiologie. — C'est une affection fréquente.

L'*âge* ordinaire est de 9 à 15 ans; mais on peut la rencontrer en dehors de ces limites.

Les *filles* sont deux fois plus souvent atteintes que les garçons.

Causes prédisposantes. — Les unes tiennent à la famille.

Il est exceptionnel que les *parents* ne présentent pas des affections nerveuses ou tout au moins arthritiques (rhumatisme dans la moitié des cas). Il y a même quelquefois hérédité directe et similaire.

Les *causes tenant à l'enfant même* peuvent se résumer en nervosisme antérieur (convulsions, etc.) et maladies débilitantes : la plupart des choréiques sont pâles et maigres.

On a incriminé les endocardites, même en l'absence de rhumatisme.

Causes déterminantes. — Elles sont des plus variables.

Le *rhumatisme articulaire aigu franc* a été noté avec une fréquence très variable, suivant les différentes statistiques (de 80 pour 100 à 1 pour 100) Néanmoins il est fréquent de constater des douleurs articulaires, au début de la chorée.

Les autres *maladies infectieuses* sont souvent notées en l'absence du rhumatisme.

Il s'agit enfin quelquefois d'une *intoxication* (iodoforme), d'une *peur*.

Anatomie pathologique. — Il faut évidemment mettre à part les cas légers et les *cas graves*.

Dans ceux-ci, on a rencontré très fréquemment des endocardites et des dégénérescences nerveuses, qui peuvent être attribuées à un état infectieux concomitant.

Quant aux cas légers, ils étaient sans lésions appréciables ou avec des lésions inconstantes et variables d'un sujet à l'autre.

Pathogénie. — La pathogénie manquant de bases est donc très discutée et obscure.

Pour les uns, elle est causée par des *embolies* venues d'une endocardite (Senhouse Kirkes) ; or l'endocardite est inconstante, même dans les cas graves.

Pour d'autres, c'est un *rhumatisme* cérébral ou spinal (Germain Sée) ; or, le rhumatisme est inconstant.

Pour d'autres, c'est une *infection spécifique* (bacille de Pianese).

Pour d'autres, c'est une *infection non spécifique* (Triboulet).

Pour d'autres enfin, la chorée est une *névrose*, c'est-à-dire un mode spécial qu'ont adopté certains sujets nerveux pour réagir à des accidents quelconques (infections, intoxications, peur). On voit comme cette théorie est vague et conciliante, puisqu'elle admet tous les faits.

Symptômes. — **Début.** — Il peut être brusque après une peur. Ordinairement il est lent et progressif ; il est marqué par *quelques douleurs* et par des *grimaces*.

Etat. — Les *mouvements choréïques* caractérisent l'affection. A la face, les traits sont tirés dans des directions variables : rire, peur, étonnement surtout, sans qu'il ait jamais d'expression persistante.

La parole est gênée et un peu saccadée.

Les mouvements oculaires sont rares.

Au membre supérieur, les doigts s'agitent, les épaules se soulèvent. Il y a de la maladresse.

Au membre inférieur, les mouvements sont moins intenses, plus accentués au lit ; la marche est gênée ou impossible dans les cas intenses.

Les *caractères généraux* des mouvements choréiques sont les suivants :

Ils sont doux, non coordonnés, c'est-à-dire illogiques, amples, d'apparition et de répétition irrégulières, s'atténuant sous l'influence de la volonté, cessant entièrement pendant le sommeil (dans les cas graves, il y a insomnie) ; ils prédominent d'un côté du corps.

La *force musculaire* est diminuée.

Les *réflexes* sont dans un état variable, ordinairement diminués.

On a noté des troubles sensitifs *subjectifs*, qui sont fréquents (douleurs des jointures, dans les membres, rachialgie, ovarie), et *objectifs* (anesthésie), qui appartiennent à l'hystérie.

L'état mental est normal ou un peu spécial : tendance à la tristesse, à l'*inattention*.

Le *cœur* peut présenter de l'arythmie (chorée du cœur) : dans la plupart des cas, il y a des souffles extra-cardiaques.

L'*état général* est bon, mais il a ordinairement un degré léger d'anémie.

Marche. — La chorée dure de trois semaines à 3 mois et se termine par la guérison, qui survient progressivement.

Mais les rechutes se rencontrent dans les deux tiers des cas. Ces rechutes sont moins graves que la première atteinte.

Chorée grave. — Ici les mouvements présentent une grande intensité ; les malades peuvent tomber de leur lit.

L'*insomnie* est habituelle ; il y a du *délire* d'action.

La *fièvre* peut se montrer.

Des convulsions entrecoupées par le *coma* peuvent entraîner la mort.

COMPLICATIONS. — **Endocardites.** — Elles peuvent apparaître même indépendamment du rhumatisme. Comme elles sont papillaires et végétantes, elles peuvent entraîner des embolies et une variété de paralysies.

Paralysies. — Forme localisée, dont l'évolution bénigne suit celle de la chorée.

Forme généralisée; *chorée molle* : elle débute soit avant, soit après les mouvements choréiques.

Elle s'installe en un ou deux jours. Dès ce moment, l'enfant repose sur le lit, privé de tout mouvement, même de mouvements de mastication. Mais il subsiste quelques petites contractions choréiques.

Les réflexes sont abolis; il n'y a pas de troubles sensitifs.

La paralysie peut durer plusieurs semaines.

Elle se termine par la guérison.

Suppurations cutanées, érysipèle. — Ils peuvent se produire dans les cas graves.

TERMINAISONS. — A part les complications susmentionnées, la guérison est la terminaison ordinaire. Mais, outre les *rechutes*, le malade reste exposé « des *récidives éloignées* » (chorée des femmes enceintes, chorée de Huntington).

PRONOSTIC. — Les complications étant exceptionnelles, le pronostic est bénin. Les éléments sont : l'état général et l'intensité de l'affection.

DIAGNOSTIC. — La *chorée* est facile à distinguer de tous les *tremblements* (sclérose en plaques, maladie de Friedreich), qui n'existent que pendant les mouvements.

Les *tics convulsifs* sont des mouvements coordonnés, ridicules, quelquefois rythmés et plus brusques.

Le *tic de Salaam* est une affection de la première enfance, il consiste en mouvements latéraux de la tête et en mouvements de salutation.

La *chorée de Bergeron* présente un début brusque; chaque accès consiste en une secousse unique et brusque atteignant la tête et les membres supérieurs ; elle dépend de l'hystérie et elle est curable par un vomitif ou par la suggestion.

L'*athétose* consiste en mouvements beaucoup plus lents et siégeant aux extrémités.

Il faut surtout distinguer la chorée de Sydenham des chorées symptomatiques :

La *chorée hystérique* présente ordinairement des mouvements plus coordonnés, plus brusques ; le début est subit.

La *chorée symptomatique* d'une lésion encéphalique est souvent une hémichorée et s'accompagne de symptômes particuliers (hémiplégie, épilepsie).

La *chorée chronique d'Huntington* est une maladie de l'adulte.

La *chorée molle* pourrait être confondue avec la *paralysie infantile*.

Cette dernière débute plus tôt, est précédée de symptômes fébriles; la paralysie n'atteint pas la mastication, la rétrocession est plus rapide, mais la localisation dans certains groupes musculaires est définitive.

Traitement. — *Dans tous les cas* : repos et toniques.

Dans les cas intenses : arsenic à forte dose, antipyrine à la dose de 3 grammes par jour.

En cas d'insomnie : chloral, belladone, et même chloroforme.

CXII. — PARALYSIE INFANTILE

Étiologie. — La paralysie atteint des enfants *très jeunes*, de neuf mois à deux ans.

L'hérédité névropathique possède une influence beaucoup plus contestable que celle qu'on lui attribue dans les autres maladies du système nerveux.

La *dentition* a été longtemps incriminé ; en Angleterre, on appelle la maladie : *paralysie de dentition*.

Mais elle n'agit jamais que comme cause déterminante d'une maladie infectieuse.

Causes déterminantes. — On a incriminé le froid, le traumatisme.

Aucune cause n'a autant de valeur que l'*infection*. Ordinairement ce sont des infections quelconques, rougeole, coqueluche, diphtérie.

Dans certains cas, c'est une *infection spécifique*, comme le montre l'épidémicité très nette de quelques cas. Peut-être s'agit-il, dans ces cas, d'une autre entité morbide, car la maladie était plus grave et les phénomènes bulbaires plus fréquents (épidémie de Stockholm).

Anatomie pathologique. — C'est une myélite ; la lésion siège dans les *cornes antérieures*.

Le maximum des lésions siège dans la moelle *lombaire*.

En ce point, on trouve à la coupe des foyers de ramollissement. Au microscope, les cellules sont disparues, remplacées par des *corps granuleux*.

Il existe des *lésions congestives* et un commencement de sclérose névroglique.

Ultérieurement, il se produit des atrophies par *dégénérescence* des racines antérieures et des cylindraxes moteurs des nerfs.

Les muscles subissent une transformation scléreuse ; les fibres musculaires disparaissent.

PATHOGÉNIE. — La maladie est donc une *poliomyélite antérieure*. On a discuté longtemps pour savoir si la lésion atteint primitivement la cellule nerveuse ou les vaisseaux.

La *théorie artérielle* est généralement admise.

C'est donc une artérite infectieuse, déterminant la nécrose d'un territoire nerveux ; et comme les cellules nerveuses ne sont pas susceptibles de régénération, cette perte est définitive et entraîne la perte de la fonction.

L'analogie est grande avec les scléroses cérébrales, qui sont probablement aussi des artérites, mais dont la conséquence est l'atteinte du neurone moteur central.

SYMPTÔMES. — La maladie atteint un enfant qui a eu une maladie infectieuse, mais qui est revenu à la santé, ou qui est du moins en convalescence.

Début. — Il est brusque sans prodromes, caractérisé par *la fièvre*. Il se produit rarement des convulsions.

Quelquefois l'enfant accuse des douleurs, dans les membres inférieurs et dans la région lombaire.

Cette période ne dure pas plus de un ou deux jours. Les symptômes sont quelquefois très légers et ces prodromes passent inaperçus ; le début est alors annoncé par la paralysie.

Période de paralysie. — La paralysie atteint d'emblée son maximum :

Ordinairement elle atteint les deux membres inférieurs (*type paraplégique*) ou un seul. Plus rarement, elle atteint les quatre membres, ou un membre supérieur, ou un côté (*type hémiplégique*), ou bien elle est croisée.

Les *réflexes* sont abolis ou seulement diminués.

La peau qui recouvre le membre atteint devient violette et sa température s'abaisse.

Jamais la paralysie n'atteint les muscles de la mastication, les muscles de la nutrition, ni les sphincters.

Jamais de troubles de la sensibilité.

Période de régression. — Pendant cinq ou six semaines, il se produit des régressions, et progressivement la paralysie se cantonne dans des *groupes musculaires* qui sont voués à l'atrophie.

Dans quelques cas exceptionnels, la régression est complète, la paralysie n'atteint aucun muscle.

Dans les cas ordinaires, certains symptômes permettent de prévoir quels seront les muscles atteints ou ceux qui seront préservés : quand un muscle ne possède pas la réaction de dégénérescence après trois semaines, il recouvrera sa contractilité.

Période d'atrophie. — Sous l'influence de l'atrophie des muscles atteints, de la contracture des muscles sains et des pressions anormales, se produisent des *déformations*.

Les membres atteints sont amaigris ; l'os lui-même subit un *arrêt de développement ;* les ligaments articulaires se relâchent, laissant le membre ballant.

Enfin il se produit des *troubles trophiques* : engelures, ulcères, chute des poils, ongles cannelés, hypersécrétion sudorale.

Les types de déformation les plus fréquents sont les suivants :

Pied-bot *varus équin*, quand l'enfant ne marche pas.

Pied-plat valgus, quand il marche.

La cuisse se fléchit sur le bassin, et pour que la marche soit possible,se produit une lordose,qui n'a rien de paralytique, le plus souvent.

Au membre supérieur, l'atrophie porte principalement sur le *moignon de l'épaule*.

TERMINAISONS. — La guérison complète est exceptionnelle.

La terminaison par atrophie entraîne des désordres variables; la santé peut rester parfaite, ou au contraire devenir mauvaise, quand l'enfant est confiné au lit.

Enfin quelquefois l'atrophie musculaire type Aran-Duchenne atteint des sujets,qui présentent une paralysie infantile.

PRONOSTIC. — Il se tire des réactions électriques.

DIAGNOSTIC. — Pendant la *période de paralysies* :

Le *rachitisme* s'accompagne de maigreur et non d'atrophie musculaire.

Dans les *paralysies diphtériques*, le voile du palais est toujours atteint ; le début est moins brusque.

La *pseudo-paralysie syphilitique* atteint plusieurs membres, s'accompagne de douleurs épiphysaires ; on reconnaît quelquefois la disjonction épiphysaire.

Les *paralysies cérébrales* s'accompagnent de phénomènes spasmodiques et de troubles épileptiformes.

Dans les *myélites diffuses*, troubles des sphincters, douleurs.

Le *mal de Pott* présente des douleurs, un état spasmodique.

A la *période de déformations :*

Le *pied-bot congénital* ne s'accompagne pas de paralysie.

Les *atrophies musculaires* (maladie de Friedreich, atrophie Charcot-Marie pour le membre inférieur, type d'Erb, type Landouzy-Déjerine pour le membre supérieur, n'ont pas eu un début brusque.

TRAITEMENT. — *Pendant la période aiguë.* — Révulsifs.

Après la période aiguë. — Électrisation de la moëlle, des muscles atteints.

Strychnine,

Massage et mobilisation,

Ne pas faire marcher les enfants.

Quand il y a des *déformations* : si elles ne sont pas gênantes : appareils orthopédiques.

Si la position est vicieuse : ténotomie, arthrodèse tibio-tarsienne.

TABLE DES MATIÈRES

PREMIÈRE PARTIE

PATHOLOGIE GÉNÉRALE

DEUXIÈME PARTIE

PATHOLOGIE SPÉCIALE

Poitiers, Imprimerie Blais et Roy, rue Victor-Hugo, 7

Formulaire des médicaments nouveaux, par H. BOCQUILLON-LIMOUSIN, pharmacien de 1re classe, lauréat de l'Ecole de pharmacie de Paris. Introduction par le Dr HUCHARD, médecin des hôpitaux, 11e *édition*. 1900. 1 vol. in-18 de 306 pages, cart................ 3 fr.

Le *Formulaire* de BOCQUILLON est le plus au courant, celui qui enregistre les nouveautés à mesure qu'elles se produisent.

L'édition de 1900 contient un grand nombre d'articles nouveaux introduits récemment dans la thérapeutique, qui n'ont encore trouvé place dans aucun formulaire, même les plus récents.

Citons en particulier: *Betula, Benzeucaïne, Captol, Cérine, Cosaprine, Créosolide, Eigone, Erythrol, Euphtalymine, Gaïacyl, Glycéro-phosphate de quinine, Guaïaquine, Guéthol, Hydrargyrol, Ingessol, Iodamylum, Iodocaséine, Iodogallicine, Iodoterpine, Laogine, Oléates, Orthophosphate d'argent, Oxoles, Protargol, Quinochloral, Saligallol, Saliformine, Salitannol, Styrone, Tannone, Thiocol, Ursal, Valérydine, Validol, Vanadine.*

Outre ces nouveautés, on y trouvera des articles sur tous les médicaments importants de ces dernières années, tels que : *Airol, Benzacétine, Caféine, Chloralose, Cocaïne, Eucaïne, Ferripyrine, Glycérophosphates, Ichtyol, Kola, Menthol, Résorcine, Salipyrine, Salophène, Somatose, Strophantus, Trional, Urotropine, Xéroforme, etc.*, et un grand nombre de plantes coloniales et exotiques introduites récemment dans la thérapeutique.

Formulaire des Alcaloïdes et des Glucosides, par H. BOCQUILLON-LIMOUSIN. Introduction par G. HAYEM, professeur à la Faculté de médecine de Paris. 1898. 1 vol. in-18 de 318 pages, avec figures, cart.......... 3 fr.

Les alcaloïdes et les glucosides sont des médicaments extrêmement précieux. Ce sont les plus physiologiques, leurs effets découlant directement des actions qu'ils exercent sur l'organisme.

Ils s'adressent surtout aux éléments du système nerveux pour en exalter ou en annihiler les propriétés spécifiques et peuvent produire à doses très minimes des effets considérables. Il est donc nécessaire de bien connaître leur action physiologique, leur degré de toxicité et leur posologie. L'ouvrage de M. BOCQUILLON rendra à cet égard de réels services, et il est à tous égards des plus recommandables. G. HAYEM.

Formulaire de l'antisepsie et de la désinfection, par H. BOCQUILLON-LIMOUSIN, 2e *édition*. 1896. 1 vol. in-18 de 338 pages, avec figures, cart................ 3 fr.

L'emploi des antiseptiques augmente chaque jour. On trouvera dans le *Formulaire de l'antisepsie* de BOCQUILLON-LIMOUSIN, un guide complet, sûr et éclairé pour la connaissance de ces innombrables produits nouveaux : Antiseptiques simples et complexes; antiseptiques végétaux; tissus antiseptiques (coton hydrophile et gaze antiseptique); préparations antiseptiques pour inhalations, pulvérisations et injections sous-cutanées; Solutions antiseptiques; Pommades, Vaselines, Savons et Pellicules antiseptiques, etc.

MANUEL DU DOCTORAT EN MÉDECINE

4e *Examen.*

Aide-mémoire de thérapeutique. 1896, 1 vol. in-18, 318 p., cart .... 3 fr.

Aide-mémoire de pharmacologie et de matière médicale. 1894. 1 vol. in-18, 288 p., cart............ 3 fr.

Aide-mémoire d'histoire naturelle médicale. 1894, 1 vol. in-18, 288 p., cart.......................... 3 fr.

Aide-mémoire d'hygiène. 1897. 1 vol. in-18, cart.. 3 fr.

Aide-mémoire de médecine légale. 1 v. in-18, cart. 3 fr.

5e *Examen.*

Aide-mémoire de clinique médicale et de diagnostic. 1892. 1 vol. in-18, 314 p., cart.................. 3 fr.

Aide-mémoire de clinique chirurgicale, *diagnostic, thérapeutique chirurgicale et petite chirurgie.* 1893, 1 vol. in-18, 312 p., cart.......................... 3 fr.

Externat des hôpitaux.

Aide-mémoire de médecine hospitalière, *anatomie, pathologie, petite chirurgie* 1894, 1 vol. in-18, cart. 3 fr.

Examen de médecin auxiliaire.

Aide-mémoire de l'examen de médecin auxiliaire, programme, commentaire des lois, décrets et règlements, questionnaire. 1896. 1 vol. in-18, 250 p., cart... 3 fr.

Le *Manuel du doctorat en médecine* du professeur Paul Lefert donne le moyen d'acquérir rapidement des notions suffisantes sur toutes les matières des cinq examens du doctorat en médecine. L'auteur s'est attaché à passer en revue dans chaque aide-mémoire tout ce qui est afférent à chaque sujet traité, sans rien omettre, de manière que le candidat ne soit embarrassé par aucune question; à mettre en relief les points importants, de sorte que le lecteur puisse immédiatement trouver ce qu'il importe d'apprendre ou de revoir; à rapporter les théories et les faits récemment entrés dans le domaine de la science, aussi bien que ceux qui lui sont depuis longtemps acquis; enfin à citer les noms des professeurs des diverses facultés de médecine en regard de la découverte qu'ils ont faite ou de l'idée qui leur est personnelle.

Ce *manuel*, destiné aux étudiants, profitera également aux praticiens, en leur permettant d'étudier rapidement une question quelconque.

Lexique-formulaire des nouveautés médicales, par le professeur Paul Lefert. 1 vol. in-18 de 336 p., cart. 3 fr.

Ce petit volume renferme des documents disséminés dans un nombre considérable de Traités et de Journaux de médecine, que les Dictionnaires les plus complets, les plus récents, ne renferment pas. Épargner au travailleur des recherches parfois longues et pénibles, secourir la mémoire du praticien, tel est le but de ce *Lexique-formulaire.*

Le lecteur y trouvera l'analyse des travaux, l'exposé des découvertes et des théories les plus récentes en *pathologie générale*, en *anatomie pathologique*, en *clinique* et en *thérapeutique médicales et chirurgicales*; l'indication des *nouvelles méthodes thérapeutiques*, des *nouveaux médicaments* et des *nouvelles opérations.*

ENVOI FRANCO CONTRE UN MANDAT SUR LA POSTE.

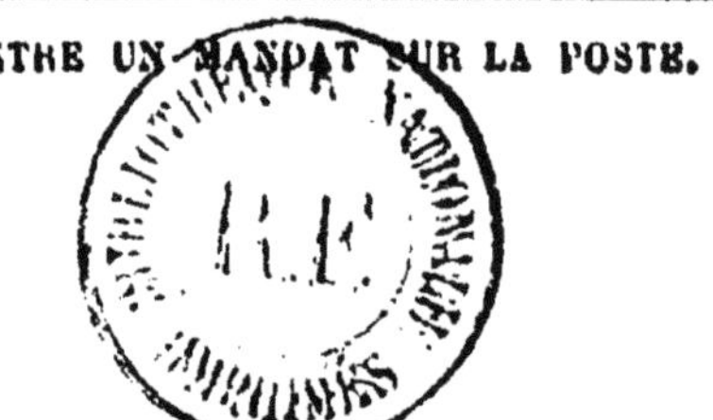

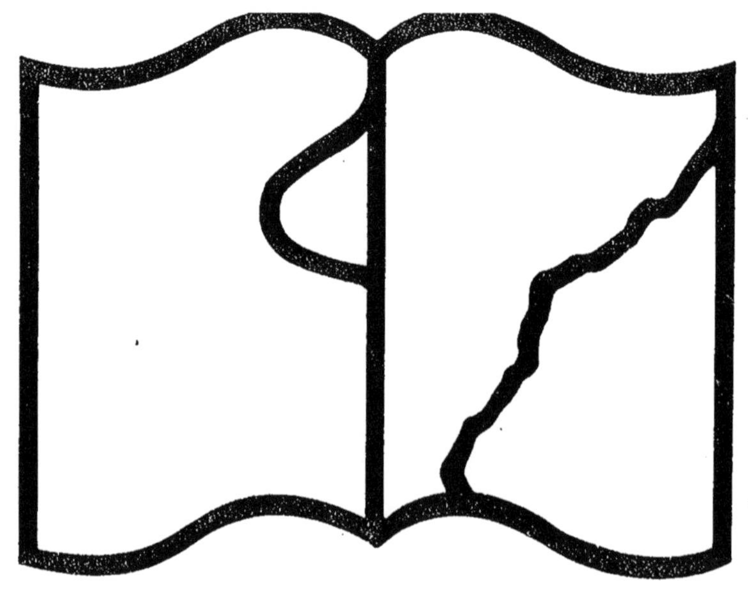

Texte détérioré — reliure défectueuse

NF Z 43-120-11

www.ingramcontent.com/pod-product-compliance
Ingram Content Group UK Ltd.
Pitfield, Milton Keynes, MK11 3LW, UK
UKHW012156240726
13966UKWH00002B/382